Dra. Esperanza Macayo Sánchez

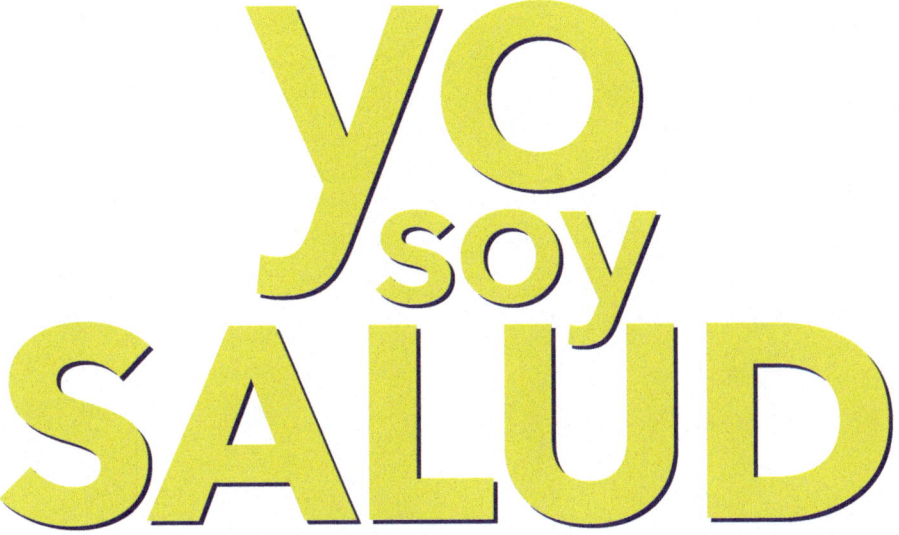

YO soy SALUD

Dentro de ti están las claves
para gozar de una vida sana

──────────

¡Descúbrelas!

EOLAS
ediciones

© de los textos: Mª Esperanza Macayo Sánchez

© de la foto del autor: Carlos Olcoz Macayo

© de la edición: EOLAS Ediciones

Diagramación y portada: contactovisual.es

ISBN: 978-84-17315-63-4

Deposito legal: LE 125-2019

Impreso en España - Printed in Spain

Dedicado a:

    a mis padres, por su gran amor estoy aquí,

    a mi esposo, por querer quererme cada día,

    a mis hijos, por darme el gusto de nacer, y

    a ti, por quien me sentía observada mientras escribía...

Mi agradecimiento a todos los que hicieron posible que este libro llegara a tus manos, mi querido lector, «observador» implacable.

Gracias a todos y cada uno de mis Profesores de Medicina. A Carlos Egea que me inició en Reiki y la energía humana. A Santiago Pazín, mi profesor de Desarrollo Personal que tanto aportó a mi vida. A Juan Carlos Arrese que me mostró el Coaching desde la sabiduría interior y me trató como a una hermana mayor. A los autores de los libros de autoayuda que me invitaron a mirar el mundo desde otras perspectivas. A Mar Almar por su cariño, apoyo y primeras correcciones del texto. A mis amigas que me 'escuchan' a diario y en más de una ocasión tiraron de mi para que siguiera con este proyecto. A Manuel Cortés, colega y escritor de emociones, por sus sugerencias y su acompañamiento en el tramo final. A Héctor Escobar, de Eolas Ediciones, por aceptar y difundir mi trabajo. A Mikel Mandon (diseñador gráfico) que captó mi esencia y la plasmó en imágenes. Y muy, muy especialmente a mis pacientes que fueron verdaderos maestros y cuya confianza en mí, ha sido el motor para escribir lo que con mis conocimientos y experiencias, se ha ido fraguando desde el año 2004, momento en que «decidí» hacer un punto y a parte en mi vida, como médico y como persona.

GRACIAS

ÍNDICE

PREFACIO

«No puede ser tan difícil VIVIR»
¿Cuál es el truco?

2004. Nos «morimos» mi marido y yo cuando nuestro hijo fue diagnosticado de una enfermedad ocular grave con posibilidades de ceguera. Sentí todas las emociones y sentimientos negativos en mis «tripas»: rabia, miedo, impotencia…Mi corazón no podía «arrugarse» más y mis pensamientos galopaban desbocado…Así, día tras día.

Una mañana, mientras desayunábamos, mi hijo me preguntó:

J.- Mamá: tú eres médico pero, ¿cuál es tu trabajo?
Yo.-Soy Médico de Familia y trabajo en un pueblecito a unos cuarenta kilómetros de nuestra casa, en un consultorio donde acuden los que están malitos. Le expliqué.
J.- De todo un poco, ¿verdad?
Yo.-Sí, claro.
J.- ¿Y papá?
Yo.-Tu padre es médico especialista de Digestivo, ya sabes, enfermedades del estómago, intestinos, páncreas, hígado… J.- Sí. Lo del «bolo alimenticio» y todo eso.
Me sorprendió su contestación, pues solo tenía 5 años.
Yo.-Pero, ¿a qué se debe hoy tanto interés por nuestro trabajo? Nunca me habías preguntado nada sobre esto.
J.- Mamá: te veo muy triste y por lo que me dices ni tú ni papá sois médicos de los ojos, oftalmólogos, ¿no? Así que no te preocupes, deja que sean ellos quienes curen los míos.

¡Dios mío! Qué lección. Comprendí que lo que necesitaba de mí era una madre y no un médico. Me curó la impotencia con una sola frase. Ser madre sí que estaba en mis manos, de hecho comencé entonces mismo a ejercer mi rol: le abracé con el cariño que solo una madre puede dar, y sentí su serenidad acurrucadito en mi regazo.

No obstante algunos días más tarde con los brazos levantados pedí ayuda, no sé muy bien a quién o a qué, para poder ejercer mi maternidad de la mejor forma posible, cuidarlo en todas sus necesidades físicas y psicológicas, así como poder vivir esta experiencia sin desesperación. Poco después apareció ante mí algo que ignoraba por completo: REIKI. No sabía nada sobre esta disciplina pero, sentí una atracción tan fuerte, que no me lo pensé dos veces y me fui a ser iniciada durante un curso de fin de semana. Se me abrió ante mí un mundo nuevo...el de la energía del ser humano. Hasta entonces mi formación como médico había incluido todo lo correspondiente a la enfermedad física y mental, desde un punto de vista puramente biológico y químico. Células, tejidos, órganos y sistemas.

No salía de mi asombro al comprobar día tras día que la formación más importante como médico, al margen de los conocimientos teóricos, me estaba llegando a través de enseñanzas orientales, que hablaban de un campo de energía que tenemos todos los seres inanimados y animados, incluido el hombre. Y no solo eso, sino que mi propia salud y el crecimiento personal, con ayuda de mis nuevos conocimientos y experiencias, iban mejorando mi bienestar cada vez más, en cada esfera de mi vida y en la de los que me rodeaban, incluido mi pequeño, al que pude ayudar de manera más completa.

Este campo energético da forma y funcionalidad a nuestro cuerpo físico, nos permite sentir, pensar, sanar e ir cambiando nuestro nivel de consciencia, sobre nuestro mundo externo e interno. Las relaciones familiares, interpersonales y de pareja. La autoestima y el papel que queremos llevar a cabo en el mundo. Y he podido comprender y comprobar in situ como un bloqueo de esta energía a distintos niveles de nuestro ser nos aboca a lo que conocemos como enfermedad.

He aprendido que ayudar a mis pacientes solamente con mis conocimientos médicos de la Universidad, es como observar el panorama de un barrio desde un primer piso con ventanas a un patio. Sin embargo, ejercer la Medicina desde la perspectiva energética equivale a contemplar ese barrio volando en un helicóptero, lo que me permite ampliar el horizonte, con una mirada en 360° y en todos los ejes, pues incluye no solo los aspectos físicos de la enfermedad, sino que valora el poder de los pensamientos del individuo y sus creencias, cómo gestiona sus emociones, conflictos, valores, y actitud global ante sí mismo y el mundo.

Con este libro quiero aportar mi granito de arena a la promoción de la salud. Mi laboratorio ha sido la consulta médica, la ambulancia que nos transportaba en una urgencia vital, o la cama donde asistí a gran parte de mis pacientes. Los «conejillos de india» de experimentación, incluyéndome a mí, han sido las miles de personas enfermas o discapacitadas, y sus familiares, con los que he interactuado durante más de veinticinco años de mi ejercicio profesional. Si una frase, una idea, le sirve al lector para mejorar en algún aspecto de su vida, mis esfuerzos por sacarlo a la luz habrán logrado su meta.

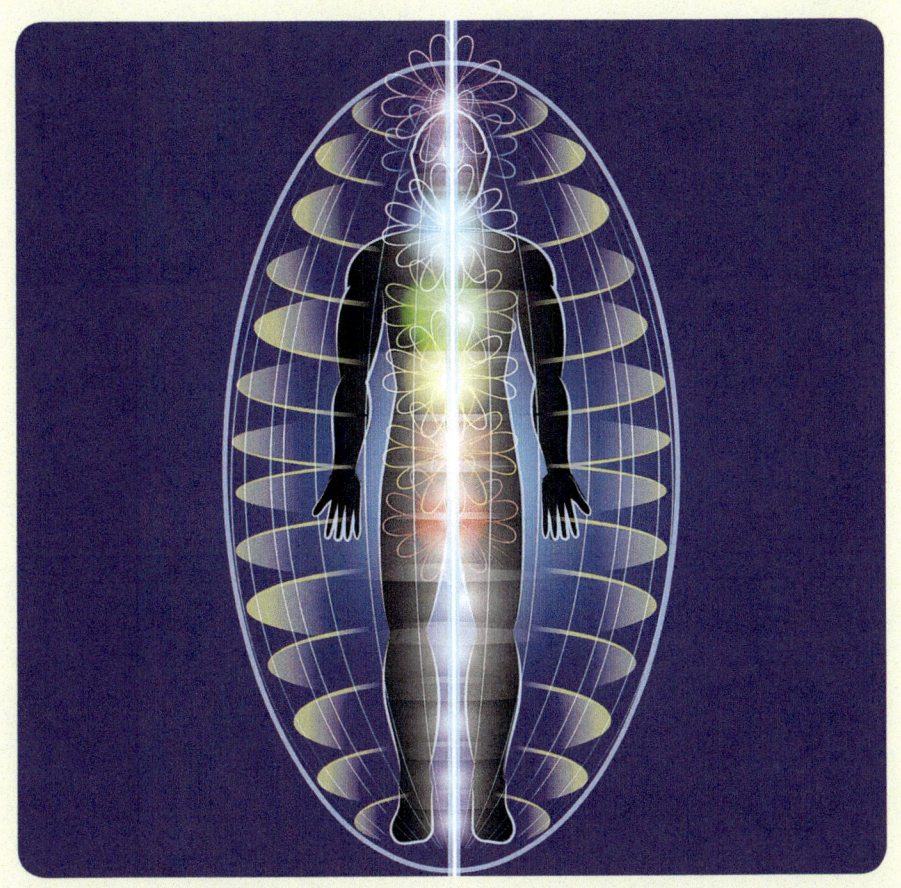

Energía
HUMANA
Y salud

PRIMERA PARTE

VIBRACION: «*Nada descansa, todo se mueve; todo vibra…*». *3ª Ley hermética. El Kybalión. Los tres iniciados.*

Mi entrada en el mundo de la energía humana fue a través de mi iniciación en REIKI (rei: energía universal / ki: energía de cada ser humano). Fue la primera vez que oía hablar de un campo de energía en el hombre. A partir de ahí, desde el 2004 aproximadamente, me he centrado en cómo unificar mis conocimientos médicos con todos los que iba obteniendo sobre la función de esta energía, cómo sus bloqueos constituyen la base de la enfermedad, y qué hacer para desbloquearla y volver a un estado de equilibrio capaz de curar.

En este libro he dejado a un lado el estudio histórico sobre el descubrimiento de esta energía, pues son muchos autores los que han realizado este repaso desde las teorías de civilizaciones antiguas y que aún permanecen vivas: egipcias, chinas, indias, americanas, etc., hasta los descubrimientos de los investigadores occidentales de los siglos XIX, XX y lo que va del XXI, que dedican su tiempo y su ilusión a descifrar la esencia de la energía que nos define, y que para ello, han de adentrarse en las teorías de la física cuántica, las cuales intentan llegar a definir «la verdad» sobre lo que subyace, y su comportamiento en cada una de las formas del universo, desde una galaxia, una célula o una roca. La tarea no parece fácil. Solo deciros que hay abundante literatura para los que quieran adentrarse en este fascinante mundo.

Mi aportación en este sentido, son los hallazgos obtenidos al poner en práctica toda la información que he ido recogiendo sobre el funcionamiento de la energía humana; tanto a la hora de mantener mi propia salud, como en la ayuda médica que he ofrecido a mis pacientes. Aunque los conocimientos con los que contamos en estos momentos sean escasos, sí que podemos beneficiarnos de forma empírica. Como suelo decir, los rayos durante una tormenta, fueron vistos antes de que se descubriera la electricidad; y la necesidad de ponerse a buen recaudo para no ser electrocutado y abrasado por uno de ellos, no podía esperar a que se descubriera el pararrayos en 1752 por Benjamín Franklin...

Así pues, y sin más preámbulo, os muestro la relación ENERGÍA Y SALUD desde mi prisma personal.

¿Qué sucede si a un coche, a un electrodoméstico, a un teléfono móvil, a un ordenador, o a una simple linterna no le llega la energía eléctrica o se queda sin pilas? Sencillamente deja de funcionar. ¿Cuántas veces oímos «no tengo fuerzas», «no tengo energía», «estoy desganado, cansado»?

Pues es literal que cuando nos encontramos tan bajos de fuerza lo que nos falta es «batería». Unas veces puede ser falta de nutrientes, pero en muchas ocasiones se trata de lo que yo suelo llamar «vitalidad». Una persona puede comer adecuadamente, sus análisis hematológicos y bioquímicos pueden ser rigurosamente normales y sin embargo encontrarse agotada. No es que necesitemos energía, es que SOMOS energía. Estamos constituidos de átomos, moléculas y partículas subatómicas exactamente igual que el resto de la realidad que nos rodea. He leído que si toda nuestra materia se uniera (entendiendo por materia lo que podemos ver y tocar) y retiráramos lo demás, ocuparíamos un volumen menor a la cabeza de un alfiler. Dicho de otra forma, si observáramos nuestro cuerpo con un microscopio de gran potencia solo veríamos «vacío». En realidad ese «vacío» no es tal, es un «algo» que nuestros sentidos no nos permiten captar, y sin embargo forma parte de nuestra configuración. Nuestro cuerpo siempre ha sido entendido desde un punto de vista mecanicista basado en la física postulada por Newton, es decir, como si fuera una «máquina» cuyos elementos funcionan por separado aunque con un engranaje entre ellos, tal cual un automóvil o un reloj. Sin embargo, esto no es así puesto que cada una de nuestros componentes «vibran»; es decir somos «ondas» y no solo «partículas de materia»; exactamente igual que la luz, el sonido, y todo cuanto existe. Y nuestra vibración determina nuestro estado de salud.

La capacidad de visión humana solo permite observar los objetos y fenómenos cuyo color esté comprendido entre el rojo y el violeta, lo que se denomina espectro de luz visible, y corresponde a los colores del arco iris. Todo lo que vibra con una longitud de onda por debajo del rojo (infrarrojos) y los que lo hacen por encima del violeta (ultravioletas) no será percibido por el ojo y cerebro del ser humano, lo que nos demostraría que nuestro potencial de visión equivaldría a una milmillonésima parte de la existencia. Por tanto, cada uno de nosotros somos una parte que es percibida no solo por los ojos sino por el tacto, el oído, el gusto, y el olfato; y otra que no somos conscientes de ella. Al conjunto global, voy a denominarlo Ser Humano.

Ahora bien, la vibración final de una persona sería la «huella energética» individual, al igual que la «huella digital». La vibración de nuestro cuerpo físico es diferente a la de nuestros pensamientos, nuestras emociones y nuestra esencia o «espíritu». Es por lo que podemos hablar de distintas esferas, niveles, dimensiones o consciencias, lo que vendría a ser nuestros cuerpos físico, mental, emocional y espiritual. Esta energía no se está quieta; por el contrario, está en un permanente cambio, influenciada por un sinfín de aspectos de los que no somos conscientes en su mayoría. Por ejemplo, si tus pensamientos son negativos, tu vibración desciende, si tu alimentación es saludable, o sientes alegría, o tu vida tiene sentido, la vibración aumenta. La queja te hace vibrar muy bajo, la autoconfianza por el contrario te aumenta la vibración.

Existe una interacción de tal manera que cada cambio que se lleva a cabo en cada partícula energética, actúa en todos los niveles del SER.

Todo tipo de energía nos afecta directamente; cualquier tipo de vibración interactúa con la nuestra: el alimento, el agua, el sonido, los colores, las radiaciones ionizantes (rayos X, rayos Gamma, Iodo radiactivo, etc.) y por supuesto las radiaciones procedentes de los procesos nucleares. Tampoco nos libramos de la energía que desprenden los cuerpos celestes como la luna o el sol. Así mismo interactuamos con los demás seres humanos, no existe separación entre ellos y nosotros; todos estamos insertos en una matriz energética, en un campo de energía.

Te invito a que abras varios huevos, los viertas en un mismo plato, y observes. Puedes ver cada yema diferente, y cada clara que rodea a estas yemas diferentes, pero si intentas separar de nuevo cada huevo, no podrás, y si le aplicas calor en una parte cuajará todas las claras. Pues salvando las distancias, cada uno tenemos un cuerpo y una energía propia pero interaccionando de continuo con la energía que nos rodea incluida la energía de los demás; cada cambio energético en nosotros afecta a toda la matriz o campo de energía. Es aquí donde existiría toda la información del universo. Aquel «inconsciente colectivo» postulado por el psiquiatra Carl Gustav Jung cómo el «*sustrato común a los seres humano de todos los tiempos y lugares del mundo*», tendrían su explicación en la existencia de este campo energético que alberga dicha información.

Todo nuestro cuerpo está «hecho» de energía y por tanto cada célula, tejido u órgano (piel, musculo, huesos, sangre, hígado, riñones, cerebro.......), se conforma de esa matriz y se va configurando según la «información» que recibe. Esta información procede de nuestra herencia a partir de nuestros padres (óvulo y espermatozoide), en forma de ADN (Ácido desoxirribonucleico) que se aloja en el núcleo de cada una de nuestras células. De todo cuanto vibra en torno a nosotros dentro de nuestra madre; y tras nacer, un sinfín de vibración: luz, sonido, alimentos, pensamientos y emociones propias y ajenas, y toda la energía cósmica.

Cada célula interactúa con las demás, cada órgano se ve influenciado por otros, y el resultado final es el grado de salud o enfermedad de cada persona. Cualquier bloqueo en la información correcta, dará como resultado un déficit energético a distintos niveles, lo que ocasionará un trastorno de salud que afecta a todo el Ser, una merma en la salud integral u holística (física, mental, emocional y espiritual y por supuesto en el ámbito social). En resumen, una disminución en la funcionalidad global del individuo.

SISTEMA ENERGÉTICO HUMANO

«No hay enfermedades sino enfermos»
Claude Bernard (1813-1878).
Biólogo, médico y fisiólogo francés.

Cada civilización ha denominado la energía humana de forma diferente: Chi, Ki, Mana, Orenda, Prana, Ruach, Baraka, etc. En occidente hablamos de bioenergía o campo energético humano, el cual viene desde antiguo conociéndose con el nombre de AURA (brisa). No permanece inmóvil sino que está en constante vibración y movimiento, fuera y dentro de nuestro cuerpo físico. Los trayectos que sigue esta energía se conocen con el nombre de NADIS y son verdaderos canales que forman un gran circuito de flujo de información por todo nuestro ser.

Barbara Ann Brennan, Master de física atmosférica en la universidad de Wisconsin e investigadora de la NASA, en su libro, «MANOS QUE CURAN», nos explica que el aura estaría formada por siete capas: *«la primera, tercera, quinta y séptima tienen una estructura definida mientras que la segunda, cuarta y sexta están compuestas por sustancias semejantes a fluidos, sin estructura determinada».*

En algunos lugares este flujo energético se constituye a modo de remolinos de forma cónica por donde se comunica la energía del interior al exterior de nuestro cuerpo físico y viceversa. Estos remolinos se denominan CHAKRAS (de la palabra sanscrita «chakra» que significaría disco, rueda, círculo. Existen multitud de chakras pero los más interesantes al objeto de esta exposición son los llamados chakras mayores que son siete, y cada uno se relacionaría con una capa aural. Vibran como los siete colores del arco iris.

En cuanto a las funciones de los chakras son fundamentalmente tres:

- Dar vitalidad a cada cuerpo aural y por tanto también al cuerpo físico.

- Inducir el desarrollo de distintos aspectos de la consciencia, de tal forma que un bloqueo en la energía de un chakra puede ser la causa de una alteración psicológica específica.

- Establecer el lugar por donde circula la energía de una capa aural a otra.

Los chakras mayores se conocen, por su número ordinal desde el 1° al 7°, por el lugar donde se localizan en el cuerpo físico y por su nombre en sanscrito. Cada uno de ellos tiene una vibración equivalente a un color del arco iris.

Luz visible		
Color	Frecuencia	Longitud de onda
Violeta	668–789 THz	380–450 nm
Azul	631–668 THz	450–475 nm
Ciano	606–630 THz	476–495 nm
Verde	526–606 THz	495–570 nm
Amarillo	508–526 THz	570–590 nm
Naranja	484–508 THz	590–620 nm
Rojo	400–484 THz	620–750 nm

Fuente:http://educativa.catedu.es/44700165/aula/archivos/repositorio/3000/3233/html/21_espectro_visible.html (THz: Teraherzio. Unidad de frecuencia / nm: nanómetros. Unidad de Longitud de Onda)

LOS CHAKRAS MAYORES

1. Chakra de la raíz, situado en el periné por delante del ano. Muladhara.

2. Chakra del sacro, situado a la altura de la vejiga o hueso sacro debajo de las vértebras lumbares. Swadhisthana.

3. Chakra del plexo solar, situado a nivel de epigástrico, donde se localiza el estómago y el plexo nervioso solar. Manipura.

4. Chakra del corazón, situado en el centro del hueso esternón. Anahata.

5. Chakra de la garganta, situado en el cuello. Vishuda.

6. Chakra de la frente, situada en el punto medio del hueso frontal. Ajna.

7. Chakra de la corona, situado en la parte más alta del cráneo. Sahasrara

Salvo el 1° y 7°, los chakras tienen dos partes una anterior (A) y otra posterior (B) y aunque ambas partes pertenecen al mismo chakra, las frontales (A) estarían más relacionados con los sentimientos, mientras que las partes dorsales (B) lo harían con la voluntad. Los chakras 1°, 2° y 3° llamados también chakras primarios, se relacionan con las emociones y la supervivencia. Los chakras 5°, 6° y 7° se relacionan con procesos del pensamiento. El 4° es un chakra llamado puente entre los primarios y los superiores. Constituye el generador electromagnético más potente de nuestro campo energético.

Para un buen funcionamiento se requiere un equilibrio entre las dos partes de un chakra y a la vez una armonía entre todos ellos. Solemos hablar de «bloqueos», o chakra cerrado, cuando la energía no fluye correctamente.

Los chakras se representan como flores de loto de distintos pétalos, de ahí que se hable también en términos de chakra abierto o cerrado, según la energía fluya o esté bloqueada.

Los chakras menores, se localizan por todo el cuerpo: en cara, hombros, palmas de manos, rodillas, plantas de pies, etc. teniendo igualmente funciones concretas sobre las áreas próximas y en relación con las chacras mayores.

La energía que entra en nuestro cuerpo físico, energía primaria, lo hace a través de un chakra, del cual partirán múltiples haces de energía secundarias de salida, que fluyendo por los nadis, darían información al SISTEMA NERVIOSO el cual estimularía por medio de los neurotransmisores, al SISTEMA ENDOCRINO (GLÁNDULAS), y éste vertería sus hormonas a la sangre para realizar su función a distancia en los llamados «órganos diana».

Así pues, cada chakra «gobierna» el funcionamiento de un área del cuerpo a través del sistema nervioso central y periférico, y las glándulas endocrinas; y el resultado final afectaría no solo a nivel físico, sino que tendría influencia en nuestros sentidos (olfato, gusto, tacto, visión y audición), estados emocionales, pensamientos, personalidad, e incluso la actitud ante la vida desde el punto de vista existencialista. Cada chakra confiere un poder personal, pues en cada uno radica una consciencia diferente. Esto quiere decir que nos daremos cuenta de nuestra realidad conforme funcione cada zona energética. Cada bloqueo impide que seas consciente de parte de tu existencia, lo que te hará vivir con miedos que te impedirán tu desarrollo más saludable y exitoso.

Cuando nacemos tenemos unos chakras muy rudimentarios, los cuales se van desarrollando a lo largo de la infancia y adolescencia al final de la cual ya están definidos. En términos generales y dependiendo de cada persona, podríamos decir que el primer chakra se desarrolla hasta los 7 años, el segundo de 8 a 14, el tercero de 14 a 21, el cuarto de desde los 21 hasta los 28, el quinto chakra desde los 28 a los 35. En cuanto al sexto y séptimo no existe una edad concreta de desarrollo.

Los tres primeros chakras ubicados por debajo del músculo diafragma, constituyen los chakras primarios. Estarían relacionados con las necesidades básicas para poder vivir en este mundo: respirar, beber, comer, dormir; para formar parte del entramado social y dar continuidad a la especie; y todo bajo el principio de conservación y de autosuficiencia. De estos chakras brotan las emociones. Los chakras 5°, 6° y 7° son los llamados chakras superiores, pues son los que confieren al ser humano la capacidad de SER CONSCIENTE de sus diferentes «esferas», transformando todo lo que nace de los chakras primarios en pensamientos, lenguaje y toma de decisiones. Del 4º chakra se dice, como veremos, que es el chakra puente entre ambos grupos. Las emociones y pensamientos cuando son afectados por el cuarto chakra se transforman en sentimientos. Estos sentimientos son los que realmente dan vida, materializan nuestros deseos.

Echemos un vistazo a cada una de estas energías, chakras o niveles de consciencia.

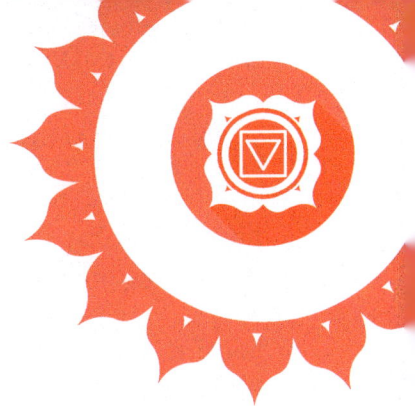

Capítulo 1
1er CHAKRA

Muladhara que significa «raíz» o «soporte»: situado en el periné por delante del ano. Vibra como el color rojo (400- 484 THz). Se representa con la flor de loto de cuatro pétalos que contiene un triángulo dentro de un cuadrado. En algunos dibujos aparece una serpiente enroscada a la que se denomina Kundalini, que según la tradición hindú, su energía iría ascendiendo por la columna vertebral, despertando cada chakra a su paso hasta llegar al 7º, momento en que se produciría «un despertar espiritual» como veremos.

Está relacionado con la energía que necesitamos para todas las actividades relacionadas con las capacidades físicas, y desde el punto de vista psicológico, se relaciona con el deseo de vivir en este mundo. Este chakra actúa como un verdadero generador de energía que da poder y vitalidad no solo para el individuo, también a las personas con las que convive: la familia, amigos, en el trabajo…Nos da la fuerza para defendernos de cualquier amenaza, para «caminar» por el mundo, sabiéndonos capaces de llevar el timón de nuestro barco.

El poder que confiere este chakra es un poder de tipo TRIBAL. Es decir un poder que no emana del hombre como individuo sino que viene dado por estar incluido en un grupo, una tribu, una familia determinada, una comunidad espiritual, etc. Podremos hablar pues de CONSCIENCIA DE GRUPO.

Al nacer no te planteas un análisis mental ni emocional de lo que «ves» en tu familia; acatas por lealtad y honor lo que la «tribu» te marca. Las creencias son las heredadas y las que se van insertando en tu mente con las enseñanzas en los primeros años de vida. Algo en tu interior te dice que hay que acatar las «normas» para no ser «excluido» del clan y sentirte desenraizado de los tuyos, abandonado.

Sentirte que perteneces a un grupo, te da poder para realizar hazañas que por ti mismo, jamás realizarías si fueras tú solo el que tomara una decisión consciente. La responsabilidad «cae» en el grupo por lo que si tu grupo vibra en una energía positiva y armoniosa te conducirá al éxito, por el contrario, la pertenencia a determinados grupos puede ser causa de abundantes problemas a nivel social y podrá ser la causa de una lucha interna entre ser leal al grupo o a las propias creencias. Esta lucha bloquea tu andadura por el mundo, y se puede poner de manifiesto por problemas en las extremidades inferiores que físicamente son las que te sirven en tus desplazamientos. La cuestión está en cómo sentirte perteneciente a tu grupo y a la vez ignorar sus «credos perniciosos» sin tener consciencia de «excluido». Llegado a este punto no queda más remedio que hablar de «mala conciencia»; en un determinado sentido has de dejar de ser el «hijo bueno» para poder crecer más allá de las enseñanzas tribales y conseguir llegar a tus propias convicciones.

Es muy frecuente encontrarme con personas que van perdiendo capacidad auditiva y me lo cuentan «orgullosos» de pertenecer a una saga de sordos. «Mi abuelo se quedó sordo, mi padre también, y ahora yo, y también lo será mis hijo». Podríamos decir que esta persona se quedará sorda por lealtad, y será para él, un honor pertenecer a ese clan.

También me ha llamado la atención en el caso de artrosis en gente joven cuyos antecesores sufrieron proceso degenerativo óseo en épocas precoces de su vida. Aceptan la enfermedad con «honor».

Un caso contrario sería: un hijo de un mafioso al que le preocupa que el hecho de matar es una aberración contra la supervivencia, y desea fervientemente abandonar las conductas de su padre y familia; deberá lidiar con su conciencia para poder ser capaz de no ser leal a su gremio o dicho de otra manera, tendrá que «perdonarse» por ser la «deshonra» de su familia.

No obstante, a pesar de deshacerte de creencias limitadoras de tu familia, has de ser consciente de que eso no conlleva rechazar a tus progenitores.

Por el contrario has de «tomarlos». Rechazar lo que tus padres te ofrecieron, equivaldría de alguna forma a no tener raíces en este mundo. Contrariamente tomarlo como propio, te abre a lo que la «madre tierra» te ofrece, como sustento en todos los sentidos: alimentación, satisfacción emocional, abundancia, salud, ganas de vivir.

Mira lo que dice Bert Hellinger, padre de la terapia familiar por medio de constelaciones familiares, al respecto:

> «¿*Qué es tomar a los padres?* Es no exigirles y respetarlos como tales.
> *Nadie es padre o madre por sus cualidades morales sino por un acto natural de la vida que es parte de un orden superior. Sólo por este acto merecen el reconocimiento. Los hijos que pueden tomar a sus padres, son libres, siguen su camino y éstos los mirarán con buenos ojos. El tomar a quienes nos dieron la vida tiene el efecto paradojal de separar y de permitirnos, a su vez, construir lo propio*».

El tener que tomar decisiones que se apartan de las creencias de la familia, suele presentarse ante un momento difícil en tu vida, donde te replanteas formas de pensar y actitudes que no te han permitido ser feliz; o de forma inesperada has tenido un fracaso o desengaño que han afectado a tus emociones y pensamientos. Es entonces cuando sobreponerte a la «mala conciencia» te producirá un gran dolor. Ser consciente de que la ruptura con las creencias de la familia, no lleva consigo la ruptura del vínculo padre-hijo pue éste es inalterable incluso si tu padre te echara del hogar familiar, te dará fuerza a otro nivel de poder personal y capacidad de «mirar» hacia adelante. Lo que se ha explicado para la familia puede extrapolarse a otro tipo de grupos: religiones, asociaciones, equipos de trabajo, etc. Tus creencias afectan a todo cuanto vives cada día.

Cuándo está bloqueado vives con miedos, y pierdes las ganas de estar en este mundo, rechazando el estar presente en el momento actual y en el lugar que vives; incluso puedes desarrollar depresión, hábitos perniciosos como consumir alcohol u otras drogas y en situaciones extremas conductas autolíticas como intento de suicidio. Se adquiere el arquetipo de «víctima» lo que hace que uno se sienta débil, vulnerable, sin control de su vida, y con tendencia a echar culpas a los demás de cuanto negativo le ocurra.

Luís ya falleció. Le conocí tras haberse precipitado con 18 años desde un quinto piso. No se murió, quedó con una paresia de ambas extremidades: apenas daba unos pasos con dos apoyos y ortesis en ambos tobillos. Me llamó la atención que a pesar de permanecer prácticamente en una silla de ruedas, y con su escasa edad, no se sentía con miedos, rabia, impotencia, ni siquiera tristeza. Reconozco que no fue fácil la entrevista, pues yo advertía un muro entre los dos. Lo que estaba claro es que algo muy potente en su subconsciente le tenía sumido en un desprecio por la vida. Creo que había sido diagnosticado de un trastorno de personalidad. Ignoro más detalles. Lo que sí puedo asegurar es que presentaba un bloqueo serio en la energía de su primer chakra. Hace unos días, cuatro años más tarde, me enteré de que había fallecido tras la ingesta de altas dosis de una sustancia tóxica.

Cualquier enfermedad física puede tener un origen primario en el bloqueo de este chakra, pues te recuerdo que es el que genera vitalidad; pero de forma más acusada, se verán afectados los órganos y sistemas cuya funcionalidad depende de esta zona energética.

Lo que sientes como una amenaza en tu vida un puesto de trabajo estresante, una relación…tu cuerpo lo rechaza y te defiende como sabe: poniendo en marcha los mecanismos biológicos de defensa, la inmunidad. No es de extrañar que puedan aparecer enfermedades de tipo alérgico o de naturaleza autoinmune. O puede darse el caso de infecciones de repetición, infecciones agudas severas, o incluso cáncer.

Tengo una amiga extranjera. Cuando vino a mi casa por primera vez, observé que constantemente hacía alusión a su condición de «emigrante». Veía harto difícil que su marido «emigrante» encontrara trabajo. Se sintió feliz cuando su hija pequeña contrajo matrimonio con uno de su misma nación, «emigrante» en Francia, aunque fuera acompañado de un alejamiento físico con su hija. En más de una ocasión le sugerí que hasta que ella no se sintiera de alguna forma española, perteneciente a la tierra que la acogió cuando tuvo que emigrar, no podría encontrar la tranquilidad, y tener éxito en su vida. Cuatro años más tarde recibió la nacionalidad española. No puedo decir que no se alegrara, y sin embargo lucía un semblante nada eufórico. Tras realizarle una terapia «sistémica» pudo ver que lo que realmente le atormentaba era la sensación de tener que elegir entre su nación de origen y España. Se sentía desleal a su tierra, y eso le causaba un gran dolor. El tema quedó resuelto cuando descubrió por medio de la terapia, que no tenía que elegir, que no tenía que excluir de su vida su procedencia, que renunciar a ella de alguna manera era renunciar a toda su historia y a sus progenitores. El secreto estaba justamente en lo contrario: sintiéndose una mujer de su tierra, por los cuatro costados podía igualmente sentirse española y echar raíces en nuestra nación. Se emocionó al comprobar que su pensamiento «tóxico» que bloqueó su primer chakra, le había restado felicidad durante diez años. Se enraizó y comenzó a tomar todo cuanto la vida le ha ido dando en España. Por cierto, sufre de una artropatía autoinmune. ¡Curioso, ¿no?!

Los conflictos en relación a la energía tribal van desde la competitividad en el deporte, los desacuerdos entre vecinos o familias del mismo pueblo, rivalidad entre bandas o entre ciudades, hasta las guerras entre naciones o por creencias religiosas (guerras santas).

Desde el punto de vista físico:

- Los nutrientes que dan vigor a este chakra son las proteínas: (carne, pescado, huevos y proteínas de origen vegetal).

- El sentido dependiente de esta energía es el olfato.

- Las hormonas relacionadas son las producidas por las glándulas suprarrenales, situadas encima de los riñones; son las llamadas hormonas del estrés: adrenalina y corticoides.

- Los órganos que dependen de este chakra son: el sistema inmunitario, cuyas células y sustancias implicadas en la inmunidad, nos defienden contra microorganismos para evitar enfermedades infecciosas, contra todos los objetos, y las sustancias externas que penetran en nuestro cuerpo, y además son responsables de actuar contra las células cancerosas y de eliminar las sustancias que aparecen por el desgaste de nuestro cuerpo. En frecuentes ocasiones su mecanismo se vuelve contra elementos propios, dando lugar a un determinado tipo de enfermedades llamadas autoinmunes.

• De esta energía también depende el sistema osteoarticular y neurológico de las extremidades inferiores, sacro y coxis, y del sistema digestivo, parte del colon, sigma, recto y ano.

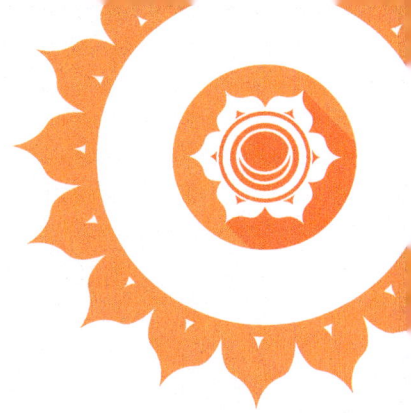

Capítulo 2
2º CHAKRA

Swadhisthana que significa «dulzura», o chakra sacral. Situado en la parte baja del vientre, entre pubis y ombligo. Vibra como la energía del color naranja (484-508 THz). Se representa con la flor de loto de seis pétalos, que contiene un circulo blanco que simboliza el elemento agua, y una luna creciente de color azul claro donde se encuentra un makara (monstruo marino de origen hindú) cuya cola de pez se enrosca como Kundalini.

Confiere una CONSCIENCIA DE RELACION TÚ - YO.

Un buen funcionamiento de este chakra lo sientes por la capacidad de relacionarte con los demás y con el mundo exterior de manera saludable.

Su energía se comienza a notar hacia los 7-8 años de edad. El individuo se va observando cómo alguien aparte del grupo de origen, con identidad propia, y se comienza a desarrollar el EGO como mecanismo de defensa psicológico con el fin de no ser «dañado», y aún más, de ser querido por los demás. Un buen fluir energético de este chakra favorece las relaciones interpersonales entre iguales y las relaciones sexuales.

Además, la abundancia económica también tiene que ver con este chakra, pues el dinero no es otra cosa que energía de intercambio (Tú-Yo). Nos sirve para mantenernos en comunión con los demás mediante un equilibrio entre el dar y el recibir. Un bloqueo a este nivel te impedirá obtener el dinero y la abundancia que precisas. Ahora bien, ¿qué podremos dar si no nos permitimos recibir? Lo primero que hay que tomar es la vida que nos viene de nuestros padres, como bien dijimos con anterioridad, y esto es importante hasta el punto de que Bert Hellinger, afirma sin ningún género de dudas que cuando «tomas» a tu padre el éxito está asegurado, y si «tomas» a tu madre, la abundancia. El tomar lleva implícito amar, por tanto cuando esta energía fluye, eres capaz de amarte a ti mismo y amar a los demás de forma incondicional sin juicio.

No hace mucho uno de mis pacientes, de 77 años de edad, había sufrido una pérdida de conciencia superior a 20 minutos por la disección de la arteria aorta. Salvó la vida, entre otras causas y dicho por él mismo, por la «diligencia en la intervención quirúrgica». Desde entonces se sentía triste e inútil por las secuelas que sufría, en forma de mareos muy frecuentes. Mientras realizaba la entrevista observé que estaba enfrascado en su problema y los demás ocupaban un segundo plano.

> Le dije: «¿sabe usted que los que pierden la conciencia hasta incluso la parada cardiorespiratoria, y recuerdan que transcurrió durante ese tiempo, cuentan que alguien les dijo, o pudieron ser conscientes, de que la tarea más importante en este mundo es dar AMOR? ¿Quizá ese objetivo se pueda realizar a pesar de los mareos? ¿No?
> Me dijo: «cierto es que apenas doy amor a esta mujer (señalando a su «sufrida» esposa), le doy muy poco amor», recalcó. «No soy capaz.»
> Le contesté: «quizá se vació de amor en algún punto de su camino pero advierto un corazón grande capaz de amar de nuevo la vida y a su esposa y familia, pero antes, déjese querer». En el fondo se sentía indigno de ser amado y no se permitía tomar el cariño que los demás le daban.
> No hizo falta profundizar más, me dio las gracias con los ojos llorosos, y lo mismo hizo su esposa, saliendo hacia el pasillo, ambos meditativos y cogidos de la mano.

Este chakra es el de la creatividad. Se dice que en él radica la capacidad de creación, y no solo por la capacidad de dar vida a otro ser por medio de los órganos sexuales masculinos o femeninos, también te da el poder de crear tu propia realidad. No me refiero a la «actitud» ante lo que veo, sino a una creación total de lo que se manifiesta en nuestro mundo. En realidad tendríamos que hablar de co-creación pues en cada creación intervienen los demás ya que, como explicamos anteriormente, cada uno de nosotros, aunque pensemos estar separados según lo percibimos por nuestros sentidos, formamos parte de un TODO y por tanto cada «consciencia/ pensamiento/ /emoción/ acto», va a afectar la vida de los que conviven con nosotros y aún más allá.

Creamos todo cuanto nos rodea y además atraemos a las personas en consonancia con la vibración de este chakra.

Cuando la energía del 2° chakra se encuentra bloqueada nos invadirá el temor a carecer de abundancia económica, miedo a perder amistades y miedo a tener relaciones sexuales o no poder disfrutar plenamente de ellas. En resumen, actuaremos y realizaremos elecciones en nuestra vida carentes de confianza en el mundo que nos rodea y en la gente de nuestro entorno, incluida la pareja. Actuamos como «mártires» trabajando para los demás sin sabernos reconocidos, pues en el fondo nos creemos que no lo merecemos. Puede que nos sintamos queridos más por lo que hacemos, que por lo que realmente somos. Nuestros actos de creatividad y nuestra capacidad para tener hijos se bloquean. Cuando esta energía del 2° chakra fluye correctamente nos provee de una fuerza personal capaz de creernos autosuficientes, sin dependencia de otros pero con capacidad para establecer lazos de amistad, compañerismo, trabajo en equipo, etc. Elegimos desde la fe, la confianza de que todo va a ir bien; y nuestra capacidad creativa es grande.

Si en el 1° chakra radica la base del «todos somos uno», al irse desarrollando el segundo chakra se va asentando el concepto de «dualidad», de polaridad. «Yo soy independiente y me relaciono con otro». Las relaciones entre personas con un buen funcionamiento de este chakra, son de auténtico respeto mutuo.

La dualidad lleva consigo una polaridad y ésta, a su vez un magnetismo; de tal manera que según nuestra vibración atraemos a nuestras vidas aquello que vibra en consonancia. Gracias a este magnetismo hombre y mujer se atraen para engendrar otro ser. Igualmente este magnetismo favorece la atracción o repulsión hacia un determinado tipo de personas, o hacia un tipo de trabajo, etc.

No exagero si digo que todo nuestro mundo exterior se debe a la atracción/repulsión e interacción que ejercemos de continuo y que se materializa mediante las elecciones que vamos realizando. Por tanto la realidad que percibimos nos indica lo que vivimos en nuestro mundo interior. Sí, ya sé que no te gusta oír que somos responsables de todo cuanto nos acontece pues enseguida nos viene el complejo de culpa; pero si lo miramos por el lado positivo, de entrada es conveniente cambiar el sustantivo «culpa» por «responsabilidad», lo que nos otorga el poder para cambiar lo que tenemos en nuestra realidad personal y que no nos agrada.

Si consideramos a los demás como personas que hemos atraído a nuestra vida y no las juzgamos, las convertimos en verdaderos maestros, pues nos permiten ver parte de ese mundo interior reflejado en ellas. Esas personas nos mostrarán nuestro potencial y nuestras debilidades.

En relación a cómo podemos aprender de las personas y de todo cuando observamos en nuestro mundo tengo que decir la afirmación: «Todo el mundo exterior constituye un espejo de lo que nos sucede en nuestro interior». Aunque son muchos los autores que nos hablan de esta teoría, me gusta especialmente Greg Braden. Os escribo mi experiencia en base a lo que él nos cuenta al respecto.

LOS CINCO ESPEJOS ANTIGUOS DE LAS RELACIONES

Primer espejo: refleja el momento.

Segundo espejo: refleja lo que juzgamos en el momento.

Tercer espejo: refleja lo que hemos perdido, o nos han quitado.

Cuarto espejo: refleja nuestra «noche oscura del alma».

Quinto espejo: refleja nuestro mayor acto de compasión.

Fuente: «La matriz divina». Gregg Braden.

El primer espejo: Refleja el momento: Nuestra realidad se configura según nuestras creencias. Importante es reconocer la relación entre lo que nosotros «vemos» como verdad y lo que nos muestra el mundo en el momento presente.

Recientemente una compañera se quejaba de que estaba asombrada de que de un tiempo a esta parte, la gente que recibía en su despacho era muy «protestona». Le sugerí que se observara a sí misma, cómo hacía algún tiempo venía formulando protestas y más protestas contra su jefe.

Se quedó asombrada y decidió abandonar la queja. Dos días más tarde, ¡dos días!, volvió a mí para confirmarme el cambio en la actitud de los clientes…«qué tranquilos vienen ahora». Además, su jefe, le disminuyó parte de sus tareas.

El segundo espejo: Refleja lo que juzgamos en el momento: Más profundamente podemos encontrarnos con personas que nos muestran algo que juzgamos, como la mentira, la intolerancia, la falta de diligencia, etc., y te muestra esa parte de ti que no te gusta.

Aún recuerdo el día que tras una discusión con alguien muy querido, al que llamé intolerante, me percaté de este segundo espejo. Sentí en mí, la intolerancia que juzgaba con tanta vehemencia. Lloré humildemente y descubrí no solo como expresaba mi intolerancia hacia creencias de los demás sino que vi claramente en que aspectos de mi vida me juzgaba de manera intensamente negativa, sin aceptarme como realmente me sentía, o actuaba.

Me pareció sumamente interesante que una vez que aceptas lo juzgado como algo propio, y no lo rechazas, sino que eres capaz de quererte aún con esta forma de proceder, se crea la magia; se deja de ver dicho aspecto en los demás, o se observan sin tener sentimientos dolorosos.

El tercer espejo: Refleja lo que hemos perdido, entregado o nos han quitado: en ocasiones nos sentimos atraídos por personas que por una extraña razón nos hacen sentir bien, e incluso nos hacen sentirnos con fuerza para llevar a cabo algún asunto. Por ejemplo, si en un momento de la vida sentimos un fracaso que nos indujo un sentimiento de baja autoestima, antes o después encontraremos a personas que nos recuerdan lo «valiosos» que somos. Cuando esas personas están en nuestra presencia tenemos la fuerza de realizar todo aquello que nos proponemos, y si desaparecen de nuestra vida, volvemos al fracaso. De alguna forma nos hacemos dependientes de ellas. Darnos cuenta de este tercer espejo nos dará pie a «sanar» ese complejo que nos resta libertad y poder.

Me ocurrió con un profesor, ahora amigo, que desde el primer día «vio» en mí la fuerza que yo no sentía, por mi baja autoestima. Necesitaba hablar de vez en cuando con él para poder ser consciente de mis mejores habilidades. Cuando leí «la matriz divina», pude darme cuenta de lo que me ocurría, y comencé un trabajo intenso sobre mi autoestima. Ahora nuestra relación continúa más fluida que antes, pues no me veo dependiente de ella.

El cuarto espejo: Refleja nuestra noche oscura del alma: Cuando observamos que todo nuestro mundo se derrumba, que se ven afectadas negativamente nuestras relaciones, profesión, dinero, o incluso presentamos un accidente o enfermedad grave, entonces entramos en un pozo del que nos resulta muy difícil salir. De pronto todo cuanto hemos llegado a tener se va desmoronando. En el fondo de nuestro ser estamos precisando un cambio potente en nuestra ruta. Emociones, pensamientos, sentimientos y realidad, se mueven como en un remolino sin capacidad para salir de él. Puede desencadenarse por aquellas circunstancias que nos muestran nuestros miedos más temidos, y que cada uno esconde de manera inconsciente, hasta que por una u otra razón estallan como una bebida gaseosa previamente sacudida, haciendo que toda nuestra existencia se tambalee.

El quinto espejo: Refleja nuestro mayor acto de compasión:

Se trata de la compasión hacia nosotros mismos, hacia lo que pensamos, lo que sentimos y lo que hacemos. Con nuestros aciertos y nuestros errores. No se trata de vernos como víctimas, sino de aceptar y amar todo aquello que nos define y sentir compasión por nuestros sufrimientos.

He observado en mí misma que cuando algo «me duele», en realidad es una parte de mí la que sufre, como una niñita pequeña, que llora, siente vergüenza, siente miedo, duda o tiene falta de cariño. Puedo llegar a reconocer incluso, aquella situación de mi infancia o adolescencia donde se produjo por primera vez esta experiencia. Si «abrazo» y doy consuelo a esa «pequeña», me siento muy, pero que muy, bien, y «la niña interior» se dirige alegre a sus quehaceres sabiendo que «no pasa nada». Y yo, mujer adulta, siento el amor hacia mí misma. Muy reconfortante, lo prometo.

Yo añadiría dos espejos que he podido experimentar:

El sexto espejo: *Refleja las respuestas a nuestras preguntas*. Te muestra o da contestación a lo que te preguntas ahora o te has venido preguntando a lo largo de tu vida. Estas preguntas se verán contestadas si eres capaz de captar las pistas oportunas, en los demás y en tu entorno. A veces dejan de ser pistas para ser frases perfectas a lo que quieres saber.

«Tu mándame la información que yo veré cuando puedo asistir, estaré encantada de recibirla». Esta fue la respuesta a una pregunta que me hice cuando programaba mis cursos de desarrollo personal en el verano. Tenía todo organizado, ganas de comenzar, lugar apropiado etc., y sin embargo, cada vez que intentaba lanzar el anuncio a los posibles interesados, algo en mí me detenía. Mi pregunta era ¿qué me frena?

Salí una mañana a comprar y me encontré con una de mis alumnas, y en el transcurso de la conversación cariñosa que tuvimos me dijo: *«No dejes de enviarme la información de las fechas de tus cursos que yo veré cuando puedo asistir, estaré encantada de recibirla»*. Todavía un siguiente paso tuve que realizar para saber porque no enviaba los correos con la información. La respuesta total vino de la mano de «... *«que yo veré cuando puedo asistir...»*.

Los cursos anteriores me dejaron exhausta, y en estos momentos sentía como no me apetecía sentir ese agotamiento de nuevo. ¿Cuál era la causa? Me percaté de que mi cansancio era un desequilibrio entre el dar y el recibir. Me di cuenta de que en cada curso daba cuanto podía de mí y sin embargo tenía la sensación de que muchos de mis alumnos no tomaban lo que yo con tanto afán les ofrecía. Vi claramente que era un problema de «ego ayudador». El apego a las expectativas de que mis enseñanzas fueran aprendidas por todos, me obligaba a dar, dar y dar, y por tanto me vaciaba de energía y volvía a mi casa agotada. De forma metafórica, me dirigía a cada curso como si fuera «una vaca lechera dispuesta a ser ordeñada». Fue la imagen tal cual se me vino a la mente. Ser consciente de todo esto me liberó de tal obligación; ya no había impedimento para impartir los cursos, yo los daría desde mi esencia de ayudadora, o sea, con humildad y amor, según el eneagrama de personalidad (Don Richard Riso y Russ Hudson), y lo que resultara de aquello no me concernía, cada alumno era libre de tomar o dejar lo que yo le ofrecía; les devolvía con esta actitud su libre albedrío. Esta visión me trajo tranquilidad. Me dije: es el momento de enviar la invitación; estoy preparada para disfrutar con los asistentes. Si no hubiera sido consciente de la frase de mi alumna, aún estaría dudando.

El séptimo espejo: *Refleja la Unión con el Todo.*

Desaparece la separación entre lo que veo fuera de mí, y yo mismo. Lo experimenté conscientemente en tres ocasiones pero no se me olvidarán jamás, pues sentí una mezcla de belleza, amor, luminosidad, alegría, gozo y paz.

Os relataré dos de ellas, la última forma parte de mi intimidad.

La primera vez fue a los 20 años, en la visita a un precioso parque en Roma. De noche y en plena oscuridad, me quedé observando una pequeña cascada de agua en una de las maravillosas fuentes iluminadas de manera artificial. No sé cuánto duró, pudo ser un instante o una eternidad, pero me sentí gota de agua, luz de la bombilla, frescor del ambiente, movimiento de la cascada…Yo dejaba de ser «yo» para ser TODO. Tomé CONSCIENCIA PURA. No olvidaré jamás esa experiencia.

La segunda vez, en la mirada de una paciente con demencia por enfermedad de Alzheimer, tan avanzada, que no reconocía ni siquiera a sus familiares más cercanos. A través de sus ojos sentí un brillo luminoso pero sobre todo un amor indescriptible. Dejé de ser «examinadora» para ser AMOR ABSOLUTO. No sé hasta qué punto lo sintió la señora, pero su rostro emanaba alegría y tranquilidad.

Me agarró la mano más próxima a ella y la apretó con dulzura, sin apartar sus ojos de los míos. Le di las gracias.

A la vista de lo explicado, los conflictos interpersonales que se crean en base a bloqueos relacionados con este chakra solo podemos solucionarlos si vemos a los demás como nuestros espejos, de alguna manera son nuestros maestros, pues nos están enseñando lo que ocurre en nuestro interior de forma inconsciente. Entonces, ¿qué interés puede tener, criticar, utilizar la venganza, querer estar por encima de aquellos con los que convivimos, o lo que es lo mismo, llevar a cabo unas relaciones egóticas malsanas? En realidad esta actitud constituye una lucha contra nosotros mismos, que si no sanamos, seguiremos atrayendo a nuestra vida personas que nos recuerden nuestro conflicto interno.

Cuando se bloquea el 2°chacka vemos bloqueada la capacidad creativa y con esto me refiero a la capacidad de materializar nuestros deseos o sueños, ya sea pintar un lienzo, impartir clases, realizar un proyecto o escribir un libro....Cada creación es un «estampado» en la realidad, la cual se va abasteciendo de las creaciones de cada uno de nosotros.

En cuanto a lo que se refiere a tu salud ocurre exactamente igual, nuestro cuerpo físico es la expresión de cuanto sentimos, y así como nos vemos reflejados en la realidad de lo que ocurre fuera de nosotros, nuestros síntomas y enfermedades físicas o mentales, son también la expresión de la vibración de nuestra energía. Cuando un chakra se bloquea priva de energía ya sea de forma súbita o insidiosamente, a los tejidos físicos de la zona que depende de ella, los cuales se resentirán en menor o mayor medida.

En una ocasión me encontré con una amiga la cual mostraba cara de malestar y se llevaba la mano a la altura del estómago. Le pregunté qué le ocurría y me dijo que había estado tomando un café y «le había sentado muy mal». Se encontraba un poco mareada y con la sensación de que no podía «digerirlo».

Le pregunté dónde lo había tomado y había sentido alguna emoción desagradable mientras lo tomaba; me dijo que un bar, y tras forzar el recuerdo, comentó que mientras lo estaba bebiendo entró al local una persona que no era de su agrado y se sintió malhumorada.

Le expliqué que la emoción que sintió había bloqueado la energía que fluye al estómago desde su tercer chakra y alteró su funcionamiento. Otras veces el bloqueo impide la llegada de energía de forma brusca a la laringe «quedándonos» literalmente mudos, o al corazón, lo que puede ocasionar un IAM (Infarto Agudo de Miocardio) etc.

Bloqueo de energía -------------- > Disfunción orgánica.

Le proporcioné energía Reiki a través de mis manos, a la altura del plexo solar, próximo al estómago, y el 3º chakra comenzó a funcionar de forma fluida en breves momentos. Mi amiga comenzó a encontrarse mejor progresivamente.

Como vemos, existe una relación de ida y vuelta entre el interior, por dentro de nuestra piel, y el exterior. Hay un relación entre lo que vemos fuera y el fluir de nuestra energía. En este caso era un asunto de aparición brusca, pero no siempre es tan sencillo especialmente si se trata de un bloqueo de muchos años de evolución, o incluso un asunto heredado. Cuando son síntomas permanentes o que constituyen una verdadera enfermedad orgánica, la base es la misma, pero aparte de la armonización energética, la persona probablemente precisará el tratamiento médico farmacológico, fisioterapéutico, quirúrgico o el que convenga en cada caso, y además es posible que se necesite ayuda psicológica o incluso de índole espiritual. Cada enfermo elige según sus propias creencias la medicina alopática y otras formas complementarias de sanación, para recobrar su salud.

Cuando digo «armonización energética» me refiero a establecer un equilibrio de la energía de todos los chakra para que no haya estancamientos (bloqueos) o pérdidas de energía.

Hacer un diagnóstico holístico, incluye, aparte de cuidar los aspectos físicos de la enfermedad, el diagnóstico del posible bloqueo energético que se está produciendo, para poder realizar una terapia integrativa, así como poder ayudar al paciente a desbloquear el flujo de su energía y para ello, una fórmula muy eficaz es hacer preguntas poderosas en relación con los órganos afectados. Por ejemplo si se trata de problemas relacionados con el caminar, lesiones o trastornos en las piernas, sería algo así como preguntar: ¿qué te retiene en el pasado? ¿qué paraliza tu vida? En alteraciones del páncreas, y ya que este órgano produce insulina, hormona relacionada con el manejo de la glucosa (sustancia dulce), una pregunta apropiada sería: ¿qué te está *produciendo amargura en tu vida?* Si son alteraciones auditivas: ¿qué no quieres escuchar? Problemas de visión: ¿qué no te atreves a mirar? ....

Aunque parecen preguntas difíciles de contestar a primera vista, cada paciente encuentra respuestas más o menos inconscientes que activan su energía, y constituyen un primer paso, aunque simplemente éste sea el saber que su enfermedad orgánica puede ser controlada, y aun curada, pues depende de estados psicológicos (emocionales o mentales) que están bloqueando su energía, pero pueden ser sanados. No siempre el paciente tiene una respuesta inmediata; unas veces porque la emoción la sintió hace meses o incluso años, o porque sencillamente nunca se ha hecho este tipo de preguntas, y menos en relación con lo que está sufriendo físicamente. La terapia será distinta en cada caso pero siempre desde un punto de vista integral, tratando su cuerpo físico, campo energético y aún más, sus creencias existenciales que le originan pensamientos y emociones negativos.

Es típica la cara de incredulidad con la frase: «pero doctora: ...y ¿qué tiene que ver con eso mi enfermedad?», lo que podría indicar que aún puede no estar preparado para afrontar el verdadero problema en su vida, y lo prudente es optar por terapias, medicamentos o actividades que sí acepte el paciente. Antes o después, se hará consciente de lo que por el momento prefiere ignorar. Dependerá de muchos factores pero juega un importante papel el profesional que acompañe en el proceso.

Aunque lo haya dejado para el final no es mi intención quitarle importancia, al contrario. Me refiero a la energía sexual. Una de las energías, más potentes que posee el ser humano. Se asienta en este chakra y como ya enunciamos, un bloqueo puede afectar directamente a todo cuanto está relacionado con la sexualidad a nivel físico, psicológico, mental, social y espiritual. Así, de él depende la calidad de amor de pareja con otra persona de igual o distinto sexo. Puede afectar al deseo de la unión física, la excitación y/o el orgasmo. Cualquier centro energético da vitalidad y el 2° chakra también, por tanto los trastornos sexuales, restan vitalidad física y psicológica.

> *«En la inmensa mayoría de los seres humanos, la energía sexual fluye en el orgasmo, cargándose y descargándose en el mismo a través de estos chakras 2(A) y 2(B).*
>
> *Este movimiento revitaliza y limpia el cuerpo en un baño energético. Despeja al sistema corporal de la energía atascada, los productos de desecho y la tensión profunda. El orgasmo sexual es importante para el bienestar físico de la persona. El abandono mutuo en la profunda comunión de dar y recibir que tiene lugar en la relación sexual es una de las formas principales de que disponen los seres humanos para dar rienda suelta a la «separabilidad» del ego y experimentar la unidad. Cuando se hace con amor y respeto por la exclusividad de nuestra pareja, constituye una experiencia maravillosa que supone la culminación del profundo y evolucionado impulso primordial del apareamiento físico y del profundo anhelo espiritual de unirse con la divinidad. Constituye la unión de los aspectos espiritual y físico de dos seres humanos».*

Fuente: Barbara Ann Brennan, «Manos que curan»

Los bloqueos pueden ser consecuencia de múltiples causas como son acontecimientos de la infancia: desde la deprivación afectiva, pasando por violencia sexual tanto física como psicológica, problemas relacionados con la aceptación de la orientación sexual, o problemas relacionados con la aceptación de la imagen corporal ya sea por no cumplir los cánones de belleza social del momento o por discapacidades físicas o mentales., etc.

Puede ocurrir incluso que disminuya el deseo, la alegría y la valoración de otro tipo de actividades placenteras, incluidos regalos, «felicitaciones», etc., también tendrán su expresión en la creatividad del individuo. Pongamos por caso, si aprendiste que tener relaciones sexuales, que obviamente tendrían que producir placer, es algo egoísta o sucio, aquello que por medio de tu creatividad consigas y te produzca placer, tu inconsciente lo rechazará, pues no es capaz de diferenciar entre el placer sexual y otro cualquier tipo de placer, y se bloquearán tus «éxitos». Cuantas veces se comienzan proyectos que quedan «abortados» antes de salir a la luz, sin saber siquiera si llegarían a ser exitosos.

Las relaciones sexuales son un dar y un recibir; por tanto, bloqueos de la energía sexual traerán como resultado alteraciones en el dar y recibir en otros aspectos como permitirse ser cuidado, apoyado, querido, o como ya adelanté, en el terreno económico, lo que explicaría que dinero y sexo vayan de la mano tanto en lo positivo como en lo negativo.

Cualquier situación o malestar que te preocupe en este sentido has de solucionarlo con ayuda de un médico que te descarte problemas genéticos, hormonales, anatómicos y un psicólogo sexólogo.

> Conocí un matrimonio en que la esposa descubrió las infidelidades sexuales de su pareja, pero a pesar de su dolor, no pensó ni por un momento en separarse de su marido. La causa profunda no la conozco, pero si advertí que se hacía autoregalos muy caros a pesar de que el único que aportaba recursos económicos era su esposo. La interpretación desde el punto de vista energético bien podría ser la compensación económica a cambio de «permitirle» sexo con otra mujer, con lo que existiría un equilibrio en la energía de su segundo chakra. Esto no lleva asociado bienestar, obviamente, y de hecho, sufría problemas de tipo visual severos («no quería ver»).

Otro hecho relacionado: muchas de las separaciones de parejas son muy traumáticas en cuanto a los acuerdos económicos, y aún más las visitas a los hijos, que se convierten para su desgracia, en moneda de cambio para sus progenitores.

Desde el punto de vista físico:

- Los nutrientes que dan vigor a este chakra son los líquidos en especial el agua.

- El sentido dependiente de esta energía es el gusto.

- Las hormonas implicadas son las producidas por las glándulas sexuales: testículos (hormonas masculinas) y ovarios (hormonas femeninas).

- Los órganos que dependen de este chakra son: del sistema músculo-esquelético y neurológico: las caderas, región lumbo-sacra de la columna vertebral y raíces nerviosas que inervan la zonas próximas, periné y parte interna de los muslos. Del sistema digestivo: parte del colón e intestino delgado. El sistema urológico: vejiga, uréteres, riñones. Órganos sexuales internos y externos: testículos, próstata y pene /ovarios, útero y vagina.

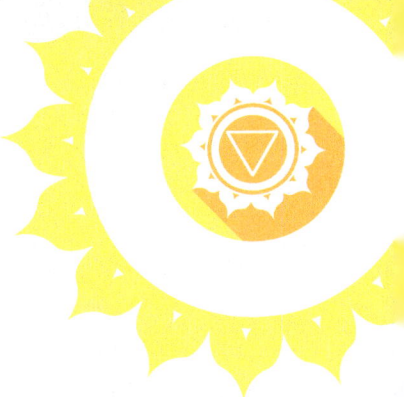

3º CHAKRA

Manipura que significa «gema brillante» o chakra del plexo solar. Situado a nivel del epigastrio, donde se localiza el estómago y el plexo nervioso solar, entre esternón y ombligo. Vibra como el color amarillo (508- 526 THz). Se representa con la flor de loto de diez pétalos que contiene un triángulo con el vértice hacia abajo, rodeados de tres esvásticas en forma de T, símbolo del fuego. En algunas representaciones aparece un cordero.

Se considera que este chakra tiene su máximo desarrollo durante la adolescencia, dando paso a la madurez.

El tercer chakra constituye la base del poder personal, el poder de la autoestima, como persona independiente. Confiere CONSCIENCIA DEL YO. Si el primer chakra define la pertenencia al grupo y la relación con éste, y el segundo da vida a las relaciones interpersonales, del tercero va a depender la relación con nosotros mismos. Yo soy «Yo», independiente del grupo al que pertenezco e independiente de «Tu».

Favorece la confianza en uno mismo y en nuestras actuaciones. Te confiere la fuerza del «YO PUEDO». Te hace sentir el lugar que ocupas en el universo como ser individual, con independencia del grupo de origen y de las personas que te rodean. La autoestima, la confianza en uno mismo, parte de un buen desarrollo de los dos primeros chakras, de tal manera que reconociendo y abrazando los dones que te fueron dados por medio de tus padres, y teniendo unas relaciones interpersonales sanas, serás capaz de caminar por el mundo sin miedos, pues tu poder personal emerge en cada actividad que llevas a cabo.

La relación con nosotros mismos depende de esta energía. Un tercer chakra sano nos conduce a tomar nuestras propias decisiones ante las encrucijadas de nuestra vida, y a aceptar nuestros propios errores sabiendo que podemos aprender de ellos. La cordialidad con nosotros mismos favorece la autoestima lo que nos permite creernos merecedores de lo «bueno» que la vida tiene para nosotros: éxito, dinero, alimento, amistades, parejas, ocio….Y algo muy importante: nos permite tener la confianza suficiente para entrar en acción cuando nos toca vivir una crisis en nuestra vida. Es lo que se ha venido llamando «resilencia». Algo así como un «guerrero» cuya confianza en sí mismo le otorga la capacidad de valorar los acontecimientos externos, encontrar las estrategias oportunas y llevar a cabo las acciones más eficaces para lograr los objetivos que se marca. Por todo esto se le ha venido llamando chakra de la voluntad.

Es un chakra mental más que emocional como eran los dos primeros, por tanto nuestros pensamientos influirán de forma intensa sobre él. Y es aquí donde tiene sentido lo que hablaremos sobre los pensamientos positivos, los cuales actúan favoreciendo el fluir de la energía de este chakra. Por el contrario, pensamientos negativos sobre nosotros mismos, irán minando nuestra autoestima, y nos harán perder confianza en nosotros mismos, provocando paulatinamente una necesidad de aprobación por parte de los demás, para cada decisión que tengamos que tomar. Por tanto es un chakra que contribuye decisivamente sobre nuestro carácter y personalidad. Las personas con alta autoestima gozan de espontaneidad, desinhibición y extroversión.

Otro tema sumamente trascendente en cuanto a la relación con uno mismo, es la relación con nuestro propio cuerpo. Un buen funcionamiento de este chakra hace que nos responsabilicemos del cuidado físico: hidratación, alimentación, horas de sueño, ejercicio físico, aseo y vestido; lo que viene siendo optar por un estilo de vida saludable.

Un bloqueo a este nivel hace que nos sintamos inseguros, incapaces de obtener lo que necesitamos para vivir por nosotros mismos: dinero, alimento, trabajo, amistades, pareja…lo que puede inducirnos a depender de los demás y por tanto no satisfacer nuestros propios deseos. La imagen que tenemos sobre nosotros mismos, tanto física como psicológica, es lo que vamos a expresar en el mundo, y por tanto si no mostramos nuestro poder personal, nos hacemos susceptibles de abusos por parte de los demás. Nos sentimos inseguros, solos y precisamos constantemente la aprobación de otro, a los cuales vemos como superiores.

La baja autoestima se manifestará con timidez, inseguridad, rechazo a sí mismo y miedo al rechazo por parte de los demás, complejos físicos y sentimientos de impotencia. A la larga la emoción predominante será la ira, la rabia. Esta emoción mal gestionada nos puede conducir al resentimiento y las ganas de venganza lo que culmina en cólera, el excesivo control sobre las cosas y las personas, autoritarismo, vanidad y aires de superioridad. También favorece la adicción al trabajo y drogas.

Nuestro cuerpo físico pierde aspecto saludable: trastornos del peso, falta de energía, enfermedades carenciales (falta de nutrientes esenciales) y otros desequilibrios metabólicos como diabetes, dislipemias, etc. Así como enfermedades relacionadas con la habituación a tóxicos, falta de higiene, y un sinfín de «desajustes» físicos.

Solo cuando se desbloquea este chakra, aparece la fuerza de ponernos al mundo por montera, y tomar decisiones para comenzar a «sanar» cualquier desequilibrio físico o mental desencadenado por la baja autoestima, los complejos y el miedo al fracaso. Llegado este punto, el tiempo no importa. Digo con frecuencia que la creencia popular «el tiempo lo cura todo» es una creencia falsa, ilusoria. Yo misma he experimentado «sanaciones», y lo he visto en otros muchos, en una sola sesión terapéutica, o si me apuras, en un solo acto terapéutico con el que se puede conseguir un desbloqueo chakral. Cuando esto ocurre, se produce una sensación que te recorre todo el cuerpo, o que notas por donde entra, y que te hace «ver claro» el camino a seguir, desde tu poder personal, sin ceder ni un ápice a las creencias limitantes, modas o reglas sociales establecidas.

Beatriz entró en mi despacho agarrando a su madre por el brazo, la condujo a la silla y la ayudó a sentarse. A continuación, y después de un saludo educado y cariñoso en extremo, me mostró un montón de informes sobre la enfermedad de ésta. Sufrió un accidente cerebrovascular hace cinco años con grandes secuelas: una hemiplejia derecha (parálisis total de la extremidad superior y gran dificultad para caminar), y siempre con ayuda de otra persona, en el 99.99% de los casos, su hija Beatriz. Por si fuera poco, sufrió un trastorno severo del lenguaje (afasia de predominio motor) por el cual no podía hablar aunque sabía lo que quería decir, pues no encontraba en su mente las palabras adecuadas. Beatriz se transformó en una experta a la hora de entender a su madre, incluso antes de que esta expresara a su manera, lo que quería.

Ya había tenido con ellas otra entrevista hacía tres 3 años, lo que me hizo ver que si bien su madre no había tenido una evolución física importante, tampoco la hija había evolucionado. Trabajaba en una asesoría a media jornada lo que le proporcionaba escasos honorarios. En el transcurso de la entrevista me comentó que no tenía el carnet para conducir y que además no le importaba pues era muy caro el obtenerlo y más caro aún comprar y mantener un coche. Como iba siempre con su madre, dependían siempre de taxi pues era imposible utilizar un transporte público con la movilidad tan reducida de su mamá.

Advertí un bloqueo claro de tercer chakra. Le hice ver que estaba dependiendo de su madre más que su madre de ella, a pesar de sus graves deficiencias. No miraba a su futuro escudada en cuidar de su madre. Ella misma veía la relación con su progenitora como un «binomio», palabra utilizada literalmente; sufría la parálisis y el trastorno de comunicación en sí misma, no tomaba decisiones para ella, ni se relacionaba apenas con otros, además, hija única; todo por estar al lado de su madre. Vivían solas.

Hablamos y abrió su corazón a lo que yo le aconsejaba, pues lo hice con el consentimiento de su madre, que movía afirmativamente la cabeza, a cuanto yo le estaba diciendo, las palabras que salía por mi boca, parecían dictadas por su madre. Esta la miraba fijamente, y le daba golpecitos en la pierna, como obligándola a que pusiera atención en lo que yo le decía, pues su madre, estaba de acuerdo totalmente con lo que yo hablaba. Sentí que en ese momento me transformaba en vehículo de comunicación madre-hija.

Cuando terminó la entrevista, Beatriz me dijo que iba a matricularse para obtener el permiso de conducir, y que con lo que ahorrara en transporte, podría comprar un pequeño coche de segunda mano.

Comprendí que esta decisión era el comienzo de un cambio en su autoestima. Un primer escalón a su independencia. Decidió en ese momento que «ella podía» cuidar de sí misma con el mismo ahínco y voluntad que cuidaba a su mamá. Madre e hija salieron de mi despacho emocionadas, y reconozco que me costó un importante esfuerzo evitar que me cayera una lágrima.

Desde el punto de vista físico:

- Los nutrientes que dan vigor a este chakra son los hidratos de carbono especialmente provenientes de las frutas.

- El sentido dependiente de esta energía es la vista.

- Las hormonas implicadas, son las producidas en el páncreas, el cual produce insulina, principal hormona en el metabolismo de los hidratos de carbono. También produce enzimas digestivos necesarios para la absorción de sustancias en el intestino.

- Los órganos que dependen de este chakra son: estómago, páncreas, intestino delgado, hígado, glándulas suprarrenales y columna dorso-lumbar.

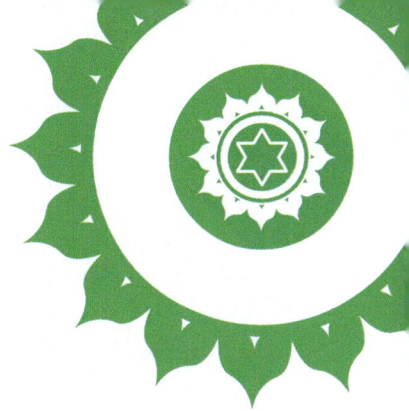

Capítulo 4

4° CHAKRA

Anahata que significa «sonido hecho sin que dos cosa se rocen», o chakra del corazón, situado en el centro del pecho. Los colores relacionados son el verde (526-606 THz) y el rosa. Se representa por una flor de loto de doce pétalos, con dos triángulos en su interior formando una estrella de seis puntas, lo que significa el equilibrio perfecto entre lo que desciende del espíritu hacia la tierra, y lo que asciende desde la tierra hacia el espíritu. Su elemento es el aire.

Confiere CONSCIENCIA DEL AMOR INCONDICIONAL como PODER CREADOR y SANADOR.

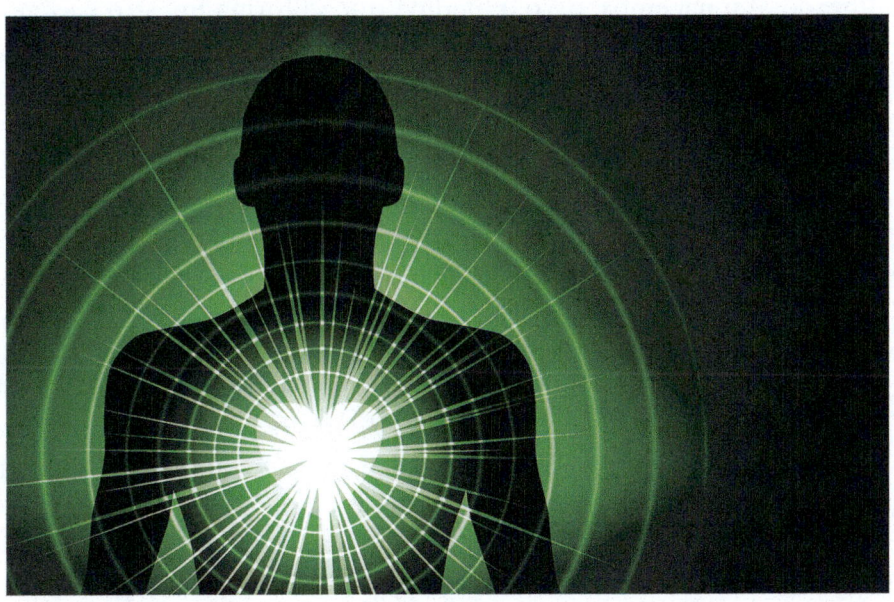

Los tres primeros chakras, ubicados por debajo del músculo diafragma, constituyen los CHAKRAS PRIMARIOS (1º, 2º y 3º). Estarían relacionados con las necesidades básicas para poder vivir en este mundo: respirar, beber, comer, dormir, formar parte del entramado social, dar continuidad a la especie y todo bajo el principio de conservación y de autosuficiencia. De estos chakras brotan las emociones. Los chakras 5º, 6º y 7º son los llamados CHAKRAS SUPERIORES, pues son los que confieren al ser humano la capacidad de darse cuenta de sus diferentes «CONSCIENCIAS», transformando todo lo que nace de los chakras primarios en pensamientos, lenguaje y toma de decisiones. De estos chakras depende la voluntad, comunicación, intuición, capacidad de análisis, rendición ante la vida, confianza y consciencia de unidad con el resto del cosmos.

Del 4º chakra se dice que es el chakra puente entre ambos grupos. Las emociones y pensamientos cuando son afectados por el cuarto chakra se transforman en sentimientos. Estos sentimientos son los que realmente «dan vida a nuestros deseos», se proyectarán hacia todas nuestras experiencias. Cuando el chakra fluye sin bloqueos, los sentimientos surgirán desde el amor, el gozo, la dicha, la paz, la alegría, la compasión, el perdón. A estos sentimientos se les conoce con el nombre de *«eumociones»*, pues son emociones y sentimientos propios de un ser humano en armonía, equilibrado. Así nacemos, pero a medida que se forma nuestro ego, nuestra capacidad de enjuiciar, este chakra se va sometiendo a bloqueos que darán paso a una disfunción de esta energía, apareciendo sentimientos contrarios: temor, duda, intranquilidad, desconfianza, rencor, venganza, odio. Supongo que es a lo que se refirió Jesús de Nazaret cuando dijo: *«En verdad, en verdad os digo que si no volvéis a haceros como niños, no entraréis en el Reino de Dios. Pero, el que se haga pequeño como este niño, ése es el mayor en el Reino de Dios».* (Mt.18, 1 4)

Solo podemos aceptar la vida tal como ES, si amamos. No me refiero exclusivamente al amor a nuestros padres, a la pareja, a los hijos, a los amigos; me refiero al AMOR a la propia VIDA, lo que nos da el poder de aceptar y abrazar todo lo que ella nos ofrece, tanto lo que nos parece «bueno,» como lo que nos hace sentir peor. Solo cuando eres capaz de amar/abrazar/aceptar, tu enfermedad o tú mala «suerte», estás en condiciones de poner en marcha los mecanismos que posee tu cuerpo para poder sanar físicamente, o poder llevar una vida en paz. Un buen funcionamiento del cuarto chakra, te da fuerza para sentir esa compasión de la que hablábamos en el quinto espejo, amor a ti mismo, y amor a los demás, y confianza en el devenir de la vida. Te convierte en tu verdadero «amante». Por el contrario un mal funcionamiento te induce a amar de forma dependiente, posesiva, sintiendo que no podrías vivir sin el amor de otros con el respectivo miedo a ser traicionado. Si observáis, veréis, como muchas personas llevan los hombros hacia delante y su columna dorsal forma una giba; se diría que van protegiendo su «corazoncito» de cualquier sufrimiento.

He comprobado que las mujeres que llegadas al momento de su climaterio, sienten miedo a la ancianidad, a perder su forma física de la juventud, a ser catalogadas de «viejas inútiles», a no atraer las miradas de los hombres, etc., en definitiva, a sentirse rechazadas, sufren un sinfín de síntomas ligados a la menopausia: sofocos de gran intensidad, insomnio, trastornos emocionales tipo ansiedad y depresión, etc. Bastaría un cambio de pensamiento, y compasión por «la joven», que deja paso a «la anciana» para que desaparecieran los síntomas de menopausia. Esa «anciana» que está llena de sabiduría adquirida con cada experiencia. Aceptarse y amarse en esta etapa de la vida es por tanto la «medicina» más eficaz.

Como ya anunciaba, este chakra nos otorga el poder de la sanación. Podríamos afirmar que solo el AMOR SANA. Es una energía capaz de llevar información a cada célula de nuestro cuerpo, para que funcionen correctamente: la coagulación, cicatrización, formación de nuevos tejidos, limpieza de tejidos anómalos, defensa ante agentes infecciosos etc.; nuestros cuerpo «SABE CURARSE». Los médicos y demás profesionales de la salud, con sus conocimientos y sus terapias, ayudan a restaurar el poder de curación del paciente, que por cualquier motivo pudo verse bloqueado, pero, se puede limpiar una herida, coserla, evitar que se infecte administrando antibióticos, pero la curación, la cicatrización, la reparación en definitiva, la realiza el propio paciente. Él se cura.

En la esfera psicológica, ocurre exactamente igual. Darte cuenta de que tienes dentro una «parte psicológica herida» que te condiciona tristeza, amargura, resentimiento, egocentrismo, etc.; amarla como quien ama a un animalito herido o a un hijo con necesidades especiales, es el primer paso para la curación. ¿Cómo se lleva a cabo? No tengo ni idea, como no tengo ni idea de lo que ocurre para que se produzca un rayo en un día de tormenta, pero puedo ver su luz. He podido comprobar cómo personas que sufren una lesión en un miembro quedando inútil, llegan a odiarlo tanto que, realmente, les amarga la vida. Cuando pudieron llegar a sentir amor hacia él, su actitud mental y su conducta cambiaron. Los sanadores espirituales, hacen en su mayoría alusión al amor, o a la energía del «corazón» cuando explican su forma de curar, y realmente existen curaciones asombrosas.

Los últimos descubrimientos mediante estudios sobre la consciencia, confirman que «*el amor del corazón no es una emoción, es un estado de consciencia inteligente*» (Annie Marquier, matemática e investigadora de la conciencia en Canadá donde reside).

Insisto en que «el tiempo lo cura todo» no es cierto. Sinceramente y como comprobó el Dr. David Hawkins, la sanación no es lineal; es decir, no requiere de un tiempo en horas o días, o años. La sanación se produce en un «aquí y ahora» independiente del tiempo del reloj o del calendario, y se debe a un «salto» vibracional, a un nivel superior de vibración sanador.

Conozco una señora que he considerado que estaba por encima del sufrimiento. No la vi llorar nunca ante cualquier contratiempo, enfermedad, duelos, etc. Algunas personas decían de ella que era insensible; sin embargo estoy segura de que su poder era la gran aceptación de cuanto aparecía en su vida, sin hacer juicios sobre ello. Si tenía para comer, comía saboreando con deleite, si tenía que dormir en un sillón cuidando a su marido enfermo, agradecía la comodidad del asiento sin añorar su cama. Abrazaba al que iba a visitarla, y excusaba al que no podía acercarse o llamarla… Ahora sé que su capacidad de AMAR es tan fuerte, que es capaz de «amar todo lo que es», parafraseando a Byron Katie, autora del libro: «*AMAR LO QUE ES*», donde nos explica un método para sanarnos, por medio de cambios sucesivos en nuestros pensamientos.

El amor no se aprende, al igual que no aprendemos la vida o la inteligencia humana. Somos amor, estamos vivos y somos inteligentes. Por tanto, sobra preguntarte cómo se ama y martirizarte creyendo que no sabes amar. Gabriel Silva, en su libro «Los ocho kybaliones», nos define el amor como un principio universal, y nos dice: *«Todos los universos, ya sean macroscópicos o microscópicos, de vibraciones infra o ultra en relación al observador, están compuestos de infinitas partes que se relacionan entre sí por el conjunto de fuerzas que se denominan AMOR»...»cada una de estas fuerzas son: repulsión, interacción, atracción, adhesión, cohesión, fusión y fisión».* No es el momento de explicarlas, pero me ha parecido oportuno hacer alusión a ellas para dar una visión puramente física de lo que nos referimos al hablar del amor del 4º chakra. En el ser humano estas fuerzas se irían acompañando de las emociones, sentimientos y conductas correspondientes: asco, empatía, dependencia, unión carnal.

No puedes sanar ningún conflicto físico o emocional sin pasarlo por el corazón, sin darle un baño de AMOR. A esto es a lo que se llama «coherencia cardíaca»: hacer que un pensamiento, palabra o acto vibren en «coherencia» con la energía del chakra corazón.

La energía del este chakra, constituye en sí mismo nuestro guía. Tener una *«corazonada»* un *«pálpito»*, se dice coloquialmente. Nos creemos que estas corazonadas solo aparecen esporádicamente en nuestra vida y no es así. Es un hilo conductor que siempre está presente, pero que en raras ocasiones nos paramos a observar. Cuando esta observación se lleva a cabo asiduamente, la vida se transforma en una intuición continua. La mente, la lógica, da paso a lo que dicta el corazón. No significa prescindir del don de la razón, sino que la razón ha de estar al servicio de lo que dicta tu corazón. La sabiduría interior propia del 6º chakra como veremos, se conjuga con el corazón para comunicarse contigo, y que seas consciente de la información que éste te ofrece.

Por otra parte, problemas del 2º chakra como la necesidad de poder adquisitivo, de dinero, pueden constituir una materialización de otras necesidades como amor a ti mismo, falta de confianza en lo que la vida te da, o incluso un problema de «valía» espiritual, no como falta de autoestima propia del 3º chakra, sino como sensación de no estar a la altura para servir al mundo con tu profesión, como pareja, como amigo, o a ser digno de tus padres; y en definitiva, no merecer cariño, lo que te puede llevar a un sentimiento de soledad profunda, y todo ello, como consecuencia un bloqueo de 4º chakra.

Desde el punto de vista físico:

- Los nutrientes que dan vigor a este chakra son las verduras.

- El sentido dependiente de esta energía es el tacto.

- Las hormonas implicadas, son las producidas en el timo.

- Los órganos que dependen de este chakra son: vertebras dorsales y costillas. Mamas. Sistema cardiovascular: corazón, arterias, venas, vasos linfáticos. Pulmones. Extremidades superiores, especialmente las manos.

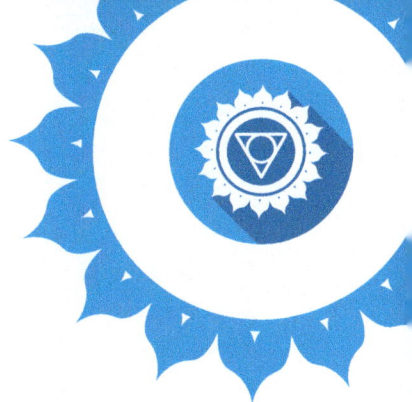

Capítulo 5
5° CHAKRA

Vishuddha o chakra de la garganta, situado en el cuello. Su nombre significa «purificación». Se representa por la flor de loto de dieciséis pétalos. Dentro hay un triángulo que contiene un círculo que representa la luna llena. Está relacionado con el sonido. Vibra como el color azul (606-630 THz)

Te confiere la CONSCIENCIA DE ELECCION, el poder de la voluntad para elegir, el poder de la asertividad (decir «no» cuando quiero decir «no» y decir «sí» cuando quiero decir «sí»).

Cuando este chakra funciona correctamente somos capaces de tomar lo que la vida nos da confiando en que podemos obtener protección, alimento, amor, abundancia, éxito, sin necesidad de aprendizajes dolorosos. Presentamos la actitud de caminar por el mundo sabiendo que nuestras elecciones si brotan del corazón, siempre son las correctas, sean como fueren los resultados. A cada paso se nos ofrecen distintas posibilidades, y solo a nosotros nos toca elegir: una profesión, un puesto de trabajo, una forma de relación con la pareja, hijos, amigos. A veces tenemos que tomar decisiones que creemos que perjudicarán a otros, y sin embargo, he comprobado que cuando se elige con mente y corazón, nuestra decisión será positiva también para los demás.

El 5° chakra abierto te permite tomar el mando de tu vida por medio de tus decisiones, y la aceptación de lo que surja de ellas. Para ello hay que tener en cuenta que nuestras elecciones y nuestros actos caminan de la mano de nuestra consciencia de lo que ocurre, y hay tantas cosas que se nos escapan, que no nos queda más remedio que rendirnos a lo que vaya aconteciendo. No puedes controlar todas las variables que pueden afectar a tu vida, pero sí puedes tomar la actitud de confianza, de fe en que cada pensamiento, cada acción, cada palabra surgen no solo de lo que conoces, también de la sabiduría almacenada en tu subconsciente. A veces te sorprendes a ti mismo cambiando de opinión en el último momento de tomar una decisión. ¿Qué te impulsó a hacerlo? Al fin y al cabo solo llevabas dos años sopesando pros y contras, y tan convencido estabas de que la decisión era la correcta... y vas y ¡eliges lo contrario!

Suelo hablar de voluntad «rendida», en contraposición a una voluntad «resignada». La resignación duele, pues nos produce rabia, impotencia y nos hace vivir en una situación de lucha continua, o con decaimiento y miedo; por el contrario, cuando te rindes a una inteligencia superior a una sabiduría más grande, tu energía cobra fuerzas, tienes la sensación de ir más ligero por la vida pues comprendes que no puedes manejar todas y cada una de las circunstancias que se te ponen por delante. Sientes una predisposición a estar abierto al fluir de la vida y dejas de preguntarte el «porqué» y el «para qué» de todo cuanto acontece.

No significa que podamos actuar sin reflexión y análisis, sino que a esto hay que añadir la convicción de que tenemos una sabiduría interior superior a nuestra mente. Así pues, la energía de este chakra une mente y corazón, pensamientos y emociones; armonía indispensable para desarrollar la capacidad creadora del ser humano y dar paso la acción. Un comienzo de muchas actividades sin lograr terminar ninguna, puede ser el reflejo de un bloqueo de este chakra.

Me hundí en la miseria cuando una chica muy joven murió víctima de un accidente de tráfico por el que fui avisada cuando trabajaba como médico rural. Estuve atormentándome durante años por la culpa de no haber actuado correctamente. Fue tan intenso ese sentimiento con el que cargué, que decidí dejar la profesión en el terreno asistencial. Oír la sirena de una ambulancia me sobrecogía, ponerme a estudiar protocolos de urgencias y emergencias se me hacía imposible, no recordaba ni una sola frase de lo que estudiaba. De nada servía el reconocimiento de los demás a mi labor como médico hasta entonces. Llegué a pensar que no era digna de tener esta preciosa profesión. Años de trabajo personal gracia a distintas disciplinas y profesionales, pude desbloquear este chakra y deshacerme de esa culpa. Tuve que hacerme pequeña ante la vida y aceptar que existen propósitos que no dependen exclusivamente de la actuación de una persona, y que rendirse a lo que ES, favorece tú superación y crecimiento personal. Tras una terapia intensiva y la sanación del 5° chakra, pude abrazar y disfrutar de mi profesión de nuevo y ponerla al servicio de los demás y a ese PROPÓSITO SUPERIOR.

Ahora cuando un paciente acude a mi consulta, conecto con la energía de mi garganta y me pongo al servicio de la VIDA con humildad y con la fe de que todo lo que surja de nuestra relación médico-paciente, va a ser lo más acertado para ambos, nuestras familias y nuestro entorno. Incluyo, al acompañante del enfermo, al enfermero y a cuantos puedan estar presentes en la misma habitación, incluso, en no pocas ocasiones siento la presencia de la energía de otra persona que causa dolor al paciente, por ejemplo padres o hijos fallecidos, jefe de trabajo, pareja con problemas, etc. Todos y cada uno de ellos tienen cabida, pues aunque por supuesto, yo no conozca los detalles pues están por encima de mi pequeña consciencia, todos forman parte de ese momento, y lo que toca es separarse de las expectativas personales. No obstante, hay excepciones en la cuales «alguien» no debe estar.

Este es el caso de Juana, que desde que entró por mi puerta no hizo otra cosa que hablar de su esposo muerto desde hacía unos cuantos años. De nada servían mis preguntas para centrar la entrevista que teníamos que llevar a cabo con respecto a su discapacidad física. Por fin, la invité a que, por un ratillo, dejará a su marido en mi sala de espera, hasta que ella saliera. Estuvo de acuerdo sin hacer la menor alusión al tema; dejó de lloriquear, se centró en su problema físico, y comenzó a fluir la escucha y la comunicación consiguiendo una entrevista ágil y eficaz. Cuando terminamos, le dije que si así lo deseaba, podía invitar a pasar a su marido y retomar su «duelo», y de pronto comenzó de nuevo a lamentarse y a llorar por su esposo…

Con un chakra 5° sin bloqueos, se camina por el mundo con la fe de que cada paso que das es el apropiado en ese momento y en los sucesivos hasta el final del camino en la tierra. Mantener el equilibrio entre lo que pienso, lo que siento, lo que digo y lo que hago es lo que conduce al tan ansiado sentimiento de paz interior.

Mi madre siempre nos decía que analizáramos «pros» y «contras», antes de tomar una decisión, pero sobre todo nos repetía una y otra vez: *«no te engañes». Elige lo que más tranquilidad te produzca y eso será lo acertado, lo que ocurra entretanto se irá solucionando».* Y ¡vaya si estaba en lo cierto!

> Hace poco tiempo, apliqué esta norma contra todas las creencias actuales sobre el tema que me ocupaba. Tomé una decisión muy importante que englobaba aspectos económicos, de autoestima personal e incluso preguntas de tipo existencialista. Tras unos meses de gran sufrimiento, y en cuanto tomé la decisión sin «engañarme» pude volver a dormir tranquila. Ignoraba que pasaría a continuación pero estaba segura de que fuera lo que fuera estaba en consonancia con mis valores más elevados y todo saldría bien, y así fue.

Este chakra se bloquea cuando no se nos permite expresar nuestras opiniones, o éstas nunca se tuvieron en cuenta, postergándonos. Esto hace que se desencadenen conductas basadas en el miedo a «decir», en tomar decisiones propias al margen de lo que opinen los demás, o de la moda del momento por miedo al rechazo y a la exclusión del grupo. Cuando pensamos una cosa y decimos otra, nuestras acciones pueden conducirnos a calamidades.

Podemos decir que tenemos la suerte de que las oportunidades no pasan una sola vez, más bien se comportan como un caballito de carrusel de feria al que podemos subirnos cuando así lo decidamos, o estemos preparados para hacerlo. Esto quiere decir, que si te «equivocas» en un aspecto de tu vida, se repetirán una y otra vez las consecuencias desagradables, hasta que «aprendas» a tomar una decisión más afortunada.

Por ejemplo, se da el caso de mujeres que escogen repetidamente hombres maltratadores, como si no fueran capaces de aprender nada de la experiencia anterior. La causa puede estar en un bloqueo del 2° chakra que les hace comportarse como víctimas; pero son incapaces de tomar elecciones correctas por falta de energía del 5°.

De todo lo expresado se deduce que juzgar continuamente todo y a todos, no es más que un síntoma de bloqueo de este chakra y la expresión de un «ego» que cree no poder con la circunstancias. ¿Podrías controlar el crecimiento de las plantas, la reproducción de los animales, todos los eco-sistemas de la tierra, el sol, la luna, todas las galaxias? Entonces te invito a que te hagas pequeño y te inclines ante lo Grande; pero piensa que con tus pequeñas creaciones contribuyes a la gran creación del universo, de ahí que en algunos libros se hable de co-creación, y cada cual contribuye a su manera.

Desde el punto de vista físico:

- No existe relación de este chakra con nutrientes específicos.

- El sentido dependiente de esta energía es la audición.

- Las hormonas implicadas, son las producidas en el tiroides y paratiroides.

- Los órganos que dependen de esta energía son: hipotálamo, vértebras cervicales, boca, dientes, encías, esófago, laringe, tráquea y parte alta de los pulmones.

Capítulo 6

6° CHAKRA

Ajna, o chakra de la frente por estar situada en el punto medio de ésta, justo por encima de la raíz nasal. Su nombre significa «conocer», «percibir», «controlar». También se conoce como el «tercer ojo». Se representa con una flor de loto de dos pétalos en forma de alas o como dos ojos. Dentro se ve un triángulo con el vértice invertido. Vibra como el color añil (631-668 THz).

La energía del sexto chakra confiere el poder mental y el de la intuición. Aporta CONSCIENCIA a través del CONOCIMIENTO y la SABIDURÍA. Conduce a la verdad suprema.

¿Por qué se llama a este chakra tercer ojo? Tenemos un órgano llamado epífisis o glándula pineal, alojado debajo de los dos hemisferios cerebrales, ocupando la línea media, junto al tercer ventrículo. En muchos de los animales inferiores, la glándula pineal es un fotorreceptor, es decir recibe información de la luz, y está localizada justo debajo del cráneo, en una zona carente de hueso, cubierta solo por piel. Se le llamó tercer ojo porque, efectivamente, tenía una estructura como la de los ojos. En estos animales, la luz atraviesa la piel e inhibe la glándula pineal directamente, mientras que la oscuridad permite su activación y producción de la hormona melatonina, relacionada con el sueño.

> **GENERACIÓN:** «La generación existe por doquier; todo tiene su principio masculino y femenino; la generación se manifiesta en todos los planos». 7ª ley hermética. El Kybalión. Los tres iniciados

La energía que penetra en el ser humano, energía universal o energía de la unidad, a través de la corona donde se localiza el 7º chakra, al llegar al 6º, se bifurca dando lugar a lo que llamamos «dualidad». Esta característica dual tiene lugar a todos los niveles: físico, emocional, mental, y espiritual.

Desde el punto de vista físico ya podemos ver como existen dos hemisferios cerebrales que, aunque estrechamente comunicados a través de una zona llamada cuerpo calloso, cada cual es responsable de funciones diferentes. Las fibras nerviosas del hemisferio izquierdo van dirigidas al sistema neuromuscular de la hemicara izquierda y el hemicuerpo derecho. Las del hemisferio derecho lo hacen a la hemicara derecha y al hemicuerpo izquierdo.

Desde el punto de vista psicológico, el hemisferio izquierdo se ha llamado cerebro masculino, y sus funciones estarían relacionadas con el raciocinio, el pensamiento lógico, los conceptos hablados y escritos, conceptos matemáticos y físicos, así como la memoria auditiva. Podríamos decir que es el cerebro de la planificación y de las estrategias para desenvolvernos en la vida. Capaz incluso de elaborar falsedades. Es el cerebro relacionado con el conocimiento teórico. Se podría afirmar que es aquí donde se conforma el «ego», según la imagen mental que tenemos de nosotros mismo, con respecto a los demás, y a todo lo que ocurre fuera y dentro de nuestro cuerpo. En este hemisferio se asienta la inteligencia analítica.

El hemisferio derecho también llamado hemisferio femenino, desarrolla antes sus funciones en la evolución desde el nacimiento. Maneja la información no verbal, en forma de símbolos, metáforas, imágenes. «Traduce» historias, cuentos, arte. Se relaciona con la creatividad, la expresividad, el arte, la danza, la química, la economía, la música, el idioma y la memoria visual. A partir de un símbolo puede recibir más información que con un largo discurso verbal. No puede mentir pues responde a las emociones más sutiles por su conexión con la parte emocional por excelencia del cerebro, llamada amígdala, con participación del sistema nervioso autónomo (simpático y parasimpático) el cual, es involuntario. Incluso las respuestas automáticas son previas a la consciencia. Para entenderlo, una persona puede estar diciendo una mentira durante un discurso perfectamente elaborado para convencer a su audiencia, pero los movimientos de su cuerpo y las expresiones de su cara estar delatándola. Este hemisferio es la parte cerebral relacionada con la intuición y la inteligencia emocional.

Ésta sería la base del polígrafo, detector de mentiras o máquina de la verdad, que se diseñó para registrar en un papel las respuestas fisiológicas involuntarias, como la frecuencia cardiaca, la tensión arterial, la frecuencia respiratoria, sudoración, etc., detectando así, si una persona contesta verdadero o falso a las preguntas que se le van formulando; aunque en honor a la verdad hay que decir que no es siempre fiable, supongo que por varias razones: el científico que realiza la prueba, la técnica, y/o la capacidad de control emocional del sujeto a estudio.

Los dos hemisferios se ven controlados e influenciados entre sí; requerimos un buen funcionamiento de ambos por igual, para percibir la realidad y elaborar respuestas coherentes.

Nuestras acciones dependen de este centro energético. Un bloqueo nos llevaría a una visión alterada de la realidad sobre nosotros, y con respecto a la sociedad; lo que puede ocasionar trastornos de conducta y por lo tanto de convivencia; y riesgos para la salud propia y ajena. Así mismo un 6º chakra bloqueado puede impedirte imaginar, o incluso proyectar ideas muy negativas. En el primer caso tu realidad se verá «muy estancada», pues sin ideas no hay materialización, como se verá más adelante. En el segundo caso, esas ideas negativas pueden condicionar acciones violentas con las consecuencias subsiguientes.

El fluir correcto de esta energía te ayuda a saber cuál es tu sitio en este mundo y el rol con respecto a los demás desde un punto de vista superior al puramente emocional que te otorgan los chakras primarios Cuántos problemas de pareja, de equipos y compañeros etc., tienen su base en un bloqueo de este chakra. Reconocer el papel de madre, de hijo, de jefe, de subordinado, de médico, de paciente, de maestro o de alumno etc. etc., según con quien nos relacionamos, y «reconocer» y respetar el papel del otro, favorece las relaciones interpersonales, las cuales son, en la mayor parte de los casos, la causa de conflictos, lo que conlleva una buena dosis de estrés. Con esta función queda de manifiesto la interacción profunda que existe con el 2º chakra.

La persona cuyo 6º chakra funciona adecuadamente, valora el «ego», su personalidad, como parte del ser total, al servicio y no al mando. Los pensamientos y creencias del ego, han de ser una ayuda para vivir en paz, no una trampa donde quedar atrapados en un círculo de vicioso. Observa tus pensamientos y comprobarás si son positivos o negativos y si cada acontecimiento en tu vida te «enreda» en un sinfín de pensamientos que no te conducen a nada, como mucho a dolor de cabeza, opresión en la frente, insomnio, etc.

Nuestra mente permite darnos cuenta de que «somos conscientes» de lo que somos, de lo que pensamos, de lo que sentimos, y de lo que hacemos, así como de todo cuanto ocurre en el mundo exterior.

En nuestro cerebro, por tanto, existirían dos funciones relacionadas con la energía de este chakra. Por un lado estaría la FUNCIÓN INTELECTUAL O COGNITIVA, propia del homosapiens, y cuyos ladrillos serían los pensamientos, que darían paso a las creencias, y éstas, a lo que decimos y hacemos. A esta función se le dedica la segunda parte de este libro por completo, por su gran importancia.

Por otro lado, estaría la FUNCIÓN INSTINTIVA E INTUITIVA; gracias a ella sabemos «cosas» que no nos han enseñado, que no hemos estudiado, y que no hemos sido conscientes de haberlas aprendido. A todo este conocimiento solemos llamarlo sabiduría interior. El poder de la intuición, ¿de dónde nos viene? ¡Cuántas veces sabes algo a ciencia cierta y no sabes por qué lo sabes! ¡Cuántas veces has tenido una «corazonada» o has sentido «un pálpito»!

Pues veamos: tenemos conocimientos conscientes, pero también mucho saber del cual no nos percatamos. Esta sabiduría bebe de muchas fuentes. Una parte importantísima lo hemos heredado de nuestros ancestros, y aún más, tenemos el saber de toda la evolución anterior al hombre. No necesitas que te enseñen a mamar para alimentarte al nacer, por ejemplo. Nadie te dice que hacer para ponerte de pie y aprender a caminar, o como abrir y cerrar los puños, etc., etc. Lo mismo que ocurre en el terreno de lo físico, ocurre en lo psicológico. ¿Quién te enseñó a sentir miedo, alegría, asco, sorpresa, tristeza? Es a lo que hemos denominado «instinto». Toda esa información viene codificada en el ADN (Ácido desoxirribonucleico), que llevamos en el núcleo de cada una de nuestras células. Además nos llega gran información desde fuera, de la cual no somos conscientes, pero que nuestros sentidos, tacto, gusto, vista, olfato y oído, recogieron, y nuestro cerebro percibió y archivó en nuestro inconsciente.

Un día soñé con una mujer a la cual no conocía de nada y sin embargo, podía «ver» su color de pelo, de piel, de ojos, y cómo eran sus manos, su tono de voz, etc......pero no tenía ni idea de quién podría ser. Poco tiempo después, pude reconocer a esta persona haciendo cola para pagar en el supermercado que ambas frecuentábamos, y ¡juraría que no la había visto nunca! En realidad no había sido «consciente» de verla u oirla, pero mis sentidos la habían «percibido», tomando buena nota de muchas de sus características, cada vez que habíamos coincidido haciendo nuestras respectivas compras.

Fíjate en la cantidad de información que recibimos de forma inconsciente a lo largo de toda nuestra vida. Y por si fuera poco, a esto hay que añadir todo lo que vamos aprendiendo al irnos desarrollando, estudiando y experimentando. Pues todo este saber se encuentra en nuestros «archivos» y a nuestra disposición. Pero me dirás que esto está muy bien pero, ¿cómo acceder a dicha información? Hay diversas formas en que se nos pueden hacer conscientes estos programas. A través de las ensoñaciones, de la relajación profunda, la meditación, o como decimos vulgarmente, «consultando con la almohada»: respuestas o aclaraciones necesarias para tomar una decisión o dar forma a una idea, pueden hacerse conscientes al despertar, después de un descanso mental nocturno con sueño reparador.

Para recibir la información correcta, has de dotarte de una mente abierta, sin juicio; de otra forma, anulas la capacidad intuitiva. Igualmente, observa tus emociones y tus sentimientos con cada respuesta que se te hace consciente, poco a poco irás identificando aquellas respuestas que son ciertas, de las que brotan de miedos, dudas o creencias limitantes. He aprendido y comprobado que las «verdades» te hacen sentir paz, tranquilidad y confianza. Cualquier otra emoción o sentimiento negativo «te avisa» de lo que «no es cierto» para ti.

En una ocasión, mi amiga M.L. me confesaba que si algo le hacía daño era la falsedad, que podía perdonar cualquier cosa menos la mentira. Le hice ver que escasos minutos antes me había confesado que su trabajo no era lo que ella quería, y que daba a sus compañeros una imagen falsa de lo que ella era….Ella misma me señaló: «¡Vivo en una mentira permanente!». La invité a que cambiara la perspectiva, a que se parara a pensar como llevar a cabo su trabajo desde lo que ella considerara autenticidad. Después de un breve silencio dijo: «quizás tenga que pasar por un cambio de puesto de trabajo».

Con esto queda un poquito explicado a lo que hace referencia la típica frase: *«Las respuestas están en tu interior»*. Mi querido amigo, Juan Carlos Arrese Aguilera, en su libro «Coaching y Sabiduría interior» nos dice: «*… desde mi ser, desde mi sabiduría interior, he sido capaz de disfrutar y de encontrar sentido a todo…»*, *«…la sabiduría no es algo exclusivo de algunas personas, todos la tenemos, todos somos sabiduría…»*.

Para conservar activo este chakra son importantes los estímulos que mantienen las funciones superiores, el intelecto y razonamiento: adquisición de conocimientos sobre la materia que más te agrade, cálculo, etc.; así como los estímulos dirigidos a desarrollar la inteligencia emocional, la intuición e imaginación: contacto con la naturaleza, música, danza, idiomas, teatro, dibujo, cocina, amigos, etc.

Un apunte más sobre este chakra. La parte anterior ubicada en la frente (5 A) sería la energía necesaria para el conocimiento y las ideas, y la parte posterior (5 B), tal como lo explica Ann Brennan, es el centro de la *«voluntad ejecutiva»*. Por muy buenas ideas que se te ocurran, y aunque creas tener los conocimientos necesarios para ponerlas en práctica, si este centro ejecutor está bloqueado, se disiparán como burbujas de jabón, y no serás capaz de materializarlas, ocasionándote impotencia y frustración. Estos bloqueos se suelen producir por miedos en relación a no estar a la altura de la circunstancias, o a ser juzgado… o muchos otros pensamientos o experiencias negativas.

Desde el punto de vista físico:

- No existe relación de este chakra con nutrientes específicos. Su estímulo primordial es la luz.

- El sentido dependiente de esta energía podríamos decir que es el «sexto sentido», el de la intuición.

- Las hormonas implicadas: son las producidas por hipotálamo e hipófisis o glándula pituitaria, las cuales dirigen la orquesta hormonal de todo el organismo, por tanto, un bloqueo de este chakra puede condicionar alteraciones a nivel de todo el metabolismo, al alterarse la secreción hormonal del resto de las glándulas que dependen de su control.

- Los órganos que dependen de esta energía son: gran parte del sistema nervioso central (cerebro, epífisis, cerebelo, tronco encefálico, médula espinal, y sistema nervioso periférico. También aporta energía a los ojos, oídos y nariz.

7° CHAKRA

Sahasrara o chakra de la corona, situado en la parte posterior de la cabeza, donde se unen los dos huesos parietales con el hueso occipital, en la parte más alta del cráneo. Significa «multiplicado por mil». Viene representado por un halo de mil pétalos blancos, sinónimo de «infinito». Vibra con la longitud de onda del violeta (668-789 THz) o blanco.

Confiere CONSCIENCIA DE UNIDAD. Capaz de conectar con el pensamiento y con la energía cósmica.

Este chakra está relacionado con la integración de todo nuestros componentes, físicos, mentales, emocionales y espirituales. La energía de este chakra unifica todos nuestros estados de consciencia a los que nos hemos referido al explicar cada una de los chakras, para dar coherencia a todo lo que ocurre en nuestro interior, en nuestra vida; y todo ello en relación con el resto del cosmos, del universo entero.

En él radica la conexión con nuestra espiritualidad, con nuestra esencia, con quien realmente somos: nuestro YO SUPERIOR, PRESENCIA YO SOY, YO VERDADERO. Distintos nombres pero un solo concepto, quienes somos realmente.

A través de él, penetra la energía del universo, del campo energético que une TODO y del cual nace y se materializa TODO CUANTO ES: lo perceptible por nuestros sentidos y lo que escapa a ellos, es decir, lo metafísico. Es el momento y no antes de decir que al desarrollar este chakra se puede tener acceso a conocimientos, a sentimientos de otros, o incluso a entrar en «contacto», a conectar con cualquier persona.

Cuando este chakra funciona correctamente somos capaces de tomar consciencia de todo nuestro ser, de todos y todo cuanto nos rodea en el AQUÍ y AHORA; se encuentren donde se encuentren. Sí, no hace falta que me lo digas, mi respetado lector; ¡sé exactamente lo que estás pensando si es la primera vez que oyes estas afirmaciones!

Es el centro cuya energía tiene relación con las eternas preguntas existencialistas del ser humano: ¿Quién soy? ¿Cuál es el sentido de la vida? ¿Para qué he nacido, cual es mi propósito? ¿Quién creó al hombre? ¿Qué hay tras la muerte? ¿Existe Dios? ¿Cuáles son los principios y valores que rigen mi vida? Antes o después, todos los hombres necesitamos creer en algo por encima de nosotros, alguien en quien confiar, o a quién acudir; creer en los milagros o en la magia de lo desconocido. Es por lo que a este centro se le ha denominado chakra de lo místico, de la oración, o chakra de la relación con lo divino.

Cuando este chakra funciona correctamente se vive con la confianza de tener un «guía interior», un «ser superior» que abarca «todo lo que es», y que se manifiesta en nosotros a través de nuestra biología, nuestros esquemas mentales y nuestros sentimientos; que «sabe» más que lo que nuestros sentidos pueden apreciar y nuestra mente analizar, y cuya participación es imprescindible para tomar las distintas decisiones en el día a día.

Si esta energía fluye se pierde el miedo a la muerte y se la considera parte de la vida. Nos permite vivir en paz, sin lucha, por encima del ego, y de la dualidad, con verdadera fe. De esta manera somos capaces de disfrutar de nuestro camino, independiente del resultado de cada elección, sin apegos, sin expectativas. Nos confiere el convencimiento de que nuestra felicidad está en nosotros, quietud, sosiego y libertad.

Gran parte de nuestras enfermedades y desequilibrios emanan de bloqueos en este chakra, que si son lo suficientemente severo pueden abocaros a lo que se ha dado en llamar crisis espiritual.

Cuando este chakra está bloqueado y su energía no circula correctamente tenemos el riesgo de entrar en lo que los místicos, como San Juan de la Cruz, llamaron «Noche oscura del alma», comentado al hablar del 2º chakra. Esta situación puede repetirse más de una vez en el trascurso de nuestra vida, en mayor o menor grado. En esos momentos te encuentras solo, «abandonado», sin sentido para vivir, y sin saber realmente quien eres. Se llega a un estado de cansancio que nace del «alma», una astenia permanente, que no tiene relación con la actividad física o mental; y un estado de depresión para la cual no existen fármacos que la alivien. Suele ser el resultado de un trauma psicológico como ruptura con alguno de los padres, la pérdida de un ser muy querido, la pérdida de un trabajo, los desengaños amorosos, etc., y suele ocurrir que se asocien varios de estos fracasos. Es común oír a la gente decir *tengo una mala racha, todo me sale mal....no puedo con la vida»*. No se trata de una depresión psicológica, se trata de una autentica depresión espiritual.

En este estado puede que no te importe incluso morir. Los miedos a la soledad, al desamor, a la incertidumbre, te mantienen con ansiedad; un estado de estrés permanente que puede incluso inducir problemas físicos crónicos y/o de gravedad. Solo un desbloqueo de este chakra hace que a modo de «bombilla» que te ilumina, aparezca la forma de salir del pozo en que te encuentras. Algunas personas sienten, antes de llegar a un estado de salud crítico, que tienen que terminar con lo anterior y hacer un punto y aparte, aunque no siempre se ve claro de inicio, hacia dónde ir.

Todo el universo se rige por ciclos y el ser humano no escapa de esta ley. Cuando mantienes una energía equilibrada, estos ciclos se van sucediendo progresivamente sin que el individuo sufra crisis existencialistas, pero si la energía está bloqueada, algunos cambios de ciclo se pueden ver precedidos de una «noche oscura».

A veces se puede estar tan bajo energéticamente que se precisa ayuda de alguna terapia bioenergética, guía espiritual, etc. La ayuda llega en cuanto la solicitas mentalmente desde el corazón, desde la aceptación de lo que ES, aunque realmente no sepas que te sucede, con la humilde rendición y abandono de la «lucha», dando paso a un poder consciencial superior. A partir de aquí puede resurgir el «ave fénix» de sus cenizas.

De cada «noche oscura» se sale siendo otro, yo lo he vivido como un renacer. Traerá consigo cambios que estarás encantado de recibir y que darán nueva ilusión a tu vida. De nuevo verás magia, milagros, y en definitiva, vuelven las ganas de seguir en este mundo. La mejor forma de proteger este chakra es vivir estando «presente» de forma continua, esto es, vivir AQUÍ y AHORA, en armonía con toda tu energía, especialmente la que nace del chakra del corazón. Solo el amor propio nos sana de todo cuanto podamos padecer. Las decisiones tomadas desde la compasión personal, el amor a uno mismo, y no desde el miedo, son realmente las que obran el milagro de la sanación personal, y sin duda alguna, la de los que nos rodea y aún más, la del planeta por esa unión energética que transciende nuestro ser.

Conocí a una paciente en plena «noche oscura», cuya enfermedad consistía en perdida de estabilidad, hasta el punto de que no podía salir sola a la calle, movimientos involuntarios como temblor de cabeza y cuerpo, que le impedía en ocasiones llevar a cabo actividades normales de la vida diaria. Perdió el apetito hasta el punto de precisar ingreso hospitalario para ser nutrida. Su estado de ánimo era tan bajo que se pasaba el día llorando. Consciente de sus limitaciones físicas y psicológicas, se sentía culpable por el sufrimiento que ocasionaba a su marido y a sus dos hijos, los cuales ya no sabían que decirle para que comenzara a comer, o para ayudarla a sentirse mejor.

En un momento de la entrevista le pregunté si sabía cuál había sido el inicio de este estado, y me contestó sin ningún género de duda que fue a partir de la muerte de su madre, cundo cayó en la mayor de las desgracias. Repetía una y otra vez que la necesitaba tanto, que su muerte no podía asumirla. Estaba claro que «quería irse con ella»; su existencia en este mundo ya no tenía sentido. Le comenté que su estado físico estaba tan afectado, que era el momento de que decidiera si quería seguir luchando contra la vida para ir con su madre y perpetuar ese sufrimiento en sus hijos al morirse ella. La decisión solo estaba en sus manos.

En esos momentos focalizó su mente en sus hijos y los «miró» con tanto amor, que percibió el hilo de vida que desde su madre llegaba a sus hijos a través de ella. Pudo «amarse» a sí misma para que ese amor llegara a sus hijos permitiendo que la vida fluyera, de generación en generación. Tomó consciencia de que el «irse con su madre» se iba a producir en un momento de su vida, pero que podía aplazarlo, o simplemente dejarlo en manos del destino. Solo sería cuestión de unos años.

Sentí un cambio en ella, como de esperanza, de paz, como si de repente viera una puerta por donde salir de esa habitación lúgubre donde se había encerrado. Aún no sé qué decisión tomó, solo puedo confirmar que el miedo se tornó en amor en el momento de nuestra entrevista, y eso en sí mismo constituye una sanación.

Cuando este chakra funciona equilibradamente no necesitas saber cuál es tu misión en este mundo, ni como la llevarás a cabo, pues en cada paso que des, en cada persona con quién hables, y en cada lugar que habites, encontrarás plena armonía contigo mismo, con tu esencia y con el TODO. Llegado a este nivel de consciencia, las preocupaciones desaparecen y dan paso a la paz interior y a la confianza de que cuanto necesites, la vida te lo proporciona. Quizás sea esta la consciencia de la «iluminación» o del «despertar». Desde esta vibración no existe el juicio, desaparece la dualidad, dejan de existir los binomios bien/mal, miedo/ valor, para dar paso a la neutralidad de la fe. Así la vida se «disfruta»: se llora cuando hay que llorar, se ríe cuando la ocasión lo requiere. El enfado, y el resto de las emociones, no son más que eso, emociones, sin juicio, sin miedos, sin sufrimiento. Yo diría que es algo así como si te dieras permiso para ser tal y como eres, en tu conformación integral.

Alguien me dijo en una ocasión: ¿sabías que has venido a este mundo a ayudar a las personas a superar su sufrimiento? «Estoy en el buen camino, pensé, para algo me atrajo desde niña la medicina y la psicología». Pero después de varios años he comprendido que en realidad quien necesitaba elevarse por encima del sufrimiento era yo misma, y que la única forma realmente efectiva de conseguirlo ha sido descubrir quién soy, vivir sin juicios, y sin buscar y buscar el sentido de la vida: solo vivirla.

Y ¿dónde queda el tan llevado y traído propósito de la vida o la misión en este mundo? Puedes leer al respecto teorías hasta cansarte, pero como suele pasar, lo más sencillo es lo más fácil. Sí, sí. Quiero decir que la fórmula más sencilla que he encontrado resultó ser la más fácil de llevar a cabo. Se lo he escuchado a Emilio Carrillo, en una de sus conferencias. Emilio, con su maravillosa forma de contar, hace alusión a su vez, a la madre Teresa de Calcuta, quien en una entrevista afirmó que lo único que hay que hacer es poner nuestros dones y talentos a funcionar, (expresión mía). Algo así como, vivir haciendo lo que ya sabes, lo que te gusta; «hacer» sabiéndote poseedor de tu don. Cada cual nacemos con uno o varios talentos, y desde pequeñitos los expresamos, sin embargo en algún lugar del camino dejamos de hacerlo por múltiples y diversos bloqueos. Pero en cualquier momento podemos retomarlo. Ser músico, pintor, anfitrión, físico, electricista, etc., etc. Cada uno hemos de descubrirlo. Disfrutar de esos dones y talentos nos hacen sentir, bien y hacen sentir bien a los demás. Si se te da genial tocar la guitarra, esa es tu misión, si cocinar te emociona, cocinar es tu propósito de vida. Si te resulta fácil ponerte al servicio de otros, has nacido para ayudar, si tomas el mando con facilidad en cualquier reunión, has nacido para guiar. ¡Así de fácil! Se me ocurre que si cada cual «hiciéramos» en consonancia con nuestros dones y talentos existiría un perfecto equilibrio, nadie faltaría ni nadie sobraría. El trabajo dejaría de ser «trabajo» para convertirse en una agradable tarea, una *misión divina*.

Desde el punto de vista físico:

- No existe relación de este chakra con nutrientes específicos. Su estímulo primordial es la información que le llega de la energía universal, del campo energético cósmico, y que se transmite por todo el sistema chakral.

- El sentido dependiente de esta energía podríamos decir que es el sentido de la unidad, de vernos como parte de un TODO con el resto del universo.

- El 7º chakra se relaciona con la epífisis o glándula pineal junto con el 6º. Los órganos que dependen de esta energía son el sistema neuromuscular y la piel aunque como ya hemos explicado, indirectamente puede afectar a todo el cuerpo.

En la siguiente tabla se puede ver la relación entre cada chakra y su efecto sobre el cuerpo físico, los pensamientos y emociones, así cómo algunos de los posibles efectos debido a su bloqueo.

FUNCIONES DE LOS CHAKRAS			
CHAKRA	ÓRGANOS	MANIFESTACIONES MENTALES Y/O EMOCIONALES	DISFUNCIONES FÍSICAS
1° Muladhara o chakra raíz	Soporte físico del cuerpo Base de la columna Piernas, huesos Pies Recto Sistema inmunitario	Seguridad física en la familia o grupo Capacidad de proveer a las necesidades de la vida Capacidad de hacerse valer y defenderse Sentirse a gusto en casa Ley y orden social y familiar	Dolor crónico de la parte baja de la espalda Ciática Varices Tumor o cáncer rectal Depresión Trastornos relacionados con la inmunidad
2° Swadhisthana o chakra sacral	Órganos sexuales Intestino grueso Vértebras inferiores Pelvis Apéndice Vejiga Zona de las caderas	Acusación y culpabilidad Dinero y sexualidad Poder y dominio Creatividad Ética y honor en las relaciones	Dolor crónico de la parte baja de la espalda Ciática Trastornos tocológicos o ginecológicos Dolor pélvico o en la parte baja de la espalda Potencia sexual Problemas urinarios
3° Manipura o chakra del plexo solar	Abdomen Estómago Intestino delgado Hígado, vesícula biliar Riñones, páncreas Glándulas suprarrenales Bazo Parte central de la columna	Confianza Miedo e intimidación Estima y respeto propios, confianza y seguridad en sí mismo Cuidado de sí mismo y de los demás Responsabilidad para tomar decisiones Sensibilidad a la crítica Honor personal	Artritis Ulceras gástricas o duodenales Afecciones de colon e intestinos pancreatitis/ diabetes Indigestión crónica o aguda Anorexia o bulimia Disfunción hepática Hepatitis Disfunción suprarrenal

4° **Anahata o** **chakra del** **corazón**	Corazón y sistema circulatorio Pulmones Hombros y brazos Costillas/ pechos Diafragma Timo	Amor y odio Resentimiento y amargura Aflicción y rabia Egocentrismo Soledad y compromiso Perdón, y compasión Esperanza y confianza	Fallo cardíaco congestivo Infarto de miocardio (ataque al corazón) Prolapso de la válvula mitral Cardiomegalia Asma/alergia Cáncer de pulmón Neumonía bronquial Parte superior de la espalda, hombros Cáncer de mama
5 ° **Vishuddha o** **chakra de la** **garganta**	Garganta Tiroides Tráquea Vértebras cervicales Boca Dientes y encías Esófago Para tiroides Hipotálamo	Elección y fuerza de voluntad Expresión personal Seguir los propios sueños Uso del poder personal para crear Adicción Juicio y crítica Fe y conocimiento Capacidad para tomar decisiones	Ronquera Irritación crónica de garganta Ulceras bucales Afecciones en las encías. Afecciones temporomaxilares Escoliosis Laringitis Inflamación de ganglios Trastornos tiroideos
6 ° **Ajna o chakra** **de la frente**	Cerebro Sistema nervioso Ojos, oídos Nariz Glándula pineal Glándula pituitaria	Auto evaluación, Verdad Capacidades intelectuales Sensación de capacidad Receptividad a las ideas de otras personas Capacidad para aprender de las experiencias Inteligencia emocional	Tumor cerebral/derrame/ embolia Trastornos neurológicos Ceguera/sordera Trastornos en toda la columna Problemas de aprendizaje Ataques epilépticos
7° **Sahasrara o** **chakra de la** **corona**	Sistema muscular Sistema esquelético Piel	Capacidad de confiar en la vida Valores, ética y valentía Humanitarismo Generosidad Visión global de las situaciones Fe e inspiración Espiritualidad y devoción	Trastornos energéticos Depresión mística Agotamiento crónico no relacionado con la actividad física y mental Sensibilidad extrema a la luz, al sonido y a cualquier otro factor ambiental

Fuente: «El libro completo de los chakras». Liz Taylor.

No puedo terminar este capítulo sin agradecer de todo corazón al Dr. David Hawkins, (1927- 2012) doctor en Medicina y Filosofía, director del Instituto para la Investigación Espiritual, S.A, y Fundador del Camino de la Devoción a la No-Dualidad, su exquisita aportación al conocimiento y comprensión de la vibración de la energía humana. Mediante pruebas basadas en los descubrimientos del Dr. Diamond, sobre kinesiología, según la respuesta muscular a las emociones que el individuo tiene y totalmente apartado de la voluntad, estableció un sistema de calibración vibracional según varios parámetros, ampliamente explicado en su libro: «El poder contra la Fuerza», publicado tras un prolongado estudio, que comenzó en el año 1965, revisado en 2012 por el propio autor y traducido a más de 17 idiomas. Según este mapa, y en consonancia con lo explicado, los bloqueos en los distintos chakras producirían vibraciones muy bajas, por debajo de 200. A partir de este punto según se asciende en la escala, comenzarían las vibraciones de tipo saludable, y que irían aumentando según fluye la energía desde el 1º al 7º chakra. El Dr. Hawking confirma que las energías que vibran por encima de 500 curan, y en el nivel 600 no existe enfermedad.

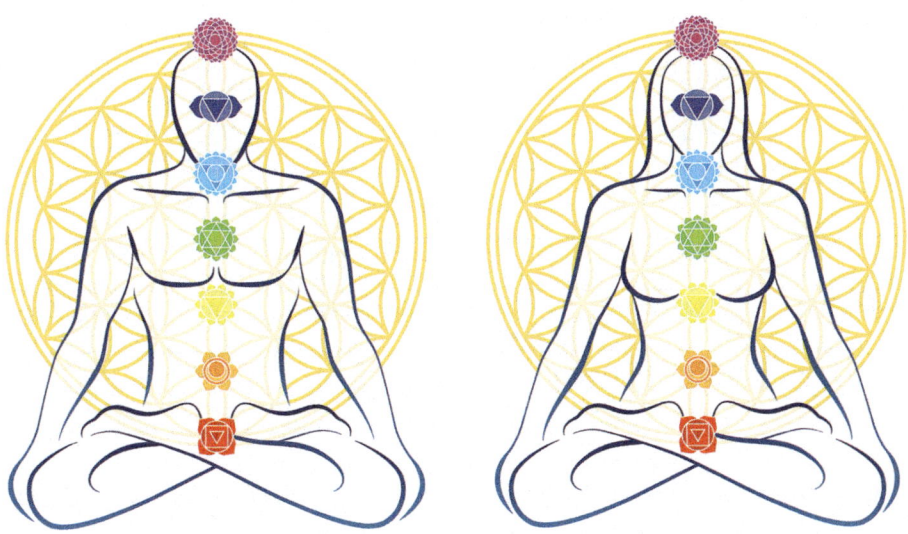

MAPA DE LA CONCIENCIA

VISION DE DIOS	VISION DE LA VIDA	NIVEL	LOGA-RIT-MO	EMOCIÓN	PROCESO
SER INTERNO	Es	Ilumina-ción	700-1000	Indescriptible	Conciencia Pura
SER UNIVERSAL	Perfecta	Paz	600	Éxtasis	Iluminación
UNO	Completa	Alegría	540	Serenidad	Transfiguración
AMOROSO	Benigna	Amor	500	Veneración	Revelación
SABIO	Significativa	Razón	400	Comprensión	Abstracción
MISERICORDIOSO	Armoniosa	Acepta-ción	350	Perdón	Transcendencia
EDIFICANTE	Esperanzadora	Voluntad	310	Optimismo	Intención
CONSENTIDOR	Satisfactoria	Neutrali-dad	250	Confianza	Liberación
PERMISIVO	Factible	Coraje	200	Consentimien-to	Empodera-miento
INDIFERENTE	Exigente	Orgullo	175	Desprecio	Engreimiento
VENGATIVO	Antagonista	Ira	150	Odio	Agresión
NEGATIVO	Decepcionante	Deseo	125	Anhelo	Esclavitud
CASTIGADOR	Atemorizante	Temor	100	Ansiedad	Retraimiento
ALTIVO	Trágica	Sufri-miento	75	Remordimien-to	Desaliento
CENSURADOR	Desesperaza-dora	Apatía	50	Desespera-ción	Renuncia
VINDICATIVO	Maligna	Culpa	30	Culpa	Destrucción
DESDEÑOSO	Miserable	Ver-güenza	20	Humillación	Eliminación

Fuente: «El poder contra la fuerza». Dr. David Hawkins.

En mis talleres de desarrollo personal, suelo invitar a realizar un análisis de la energía de cada participante. Para ello valoramos de 0 a 10 cada pregunta que os muestro a continuación.

ANÁLISIS DE CHAKRAS

1° CHAKRA

- ¿Padezco problemas relacionados con los huesos, uñas, pelo, ano, intestino grueso?
- ¿Cómo es mi olfato?
- ¿Qué tal es mi relación con mi familia de origen?
- ¿Realizo ejercicio físico?
- ¿Me gusta la casa donde vivo?
- ¿Tengo el puesto de trabajo que deseo?
- ¿Me considero una persona con éxito?
- ¿Me relaciono con la naturaleza?
- ¿Estoy contento con haber venido a este mundo?
- ¿Tengo los pies en la tierra o me paso el día en las nubes?

2° CHAKRA

- ¿Tengo problemas de vejiga, riñones, testículos, próstata, vagina, útero, ovarios, caderas, hueso sacro?
- ¿Saboreo las comidas?
- ¿Mis relaciones sexuales son placenteras en calidad y cantidad?
- ¿Me gusta «crear» cosas?
- ¿Me relaciono fácilmente con los demás?
- ¿Trabajo bien en equipo?
- ¿Tengo la abundancia que deseo? ¿Me considero con prosperidad?
- ¿Suelo cumplir lo que prometo?
- ¿Tomo decisiones con facilidad?
- ¿Llevo conmigo alguna culpa?

3° CHAKRA

- ¿Padezco de estómago, hígado, páncreas, columna dorso-lumbar?
- ¿Me siento siempre enojado, con rabia?
- ¿Ante cualquier contrariedad, me pongo en acción fácilmente?
- ¿Soy muy sensible a la crítica?

- ¿Tengo mucho amor propio?
- ¿Cuándo me comparo con otros tiendo a considerarme peor que ellos?
- ¿Considero que tengo mi autoestima alta?
- ¿Confío en mi poder personal?

4° CHAKRA

- ¿Problemas de corazón, vasculares, de pulmones, de brazos, manos, vertebras dorsales, dolores de espalda?
- ¿Me siento con la emoción de dolor, o tristeza en el pecho a menudo?
- ¿Me compadezco de mí mismo con frecuencia?
- ¿Expreso con escaso mis emociones tanto alegrías como penas?
- ¿Tengo miedo a que hieran mis sentimientos?
- ¿Amo de «corazón» a mi pareja?.

5° CHAKRA

- ¿Tengo problemas de garganta, tiroides, tráquea, esófago, paratiroides, cervicales, boca, mandíbula, dientes?
- ¿Me miento frecuentemente para conformarme?
- ¿Digo lo que quiero decir o me lo trago?
- ¿Elijo con cabeza y corazón?
- ¿Me siento con autoridad en mi familia, con mis amigos, en mi trabajo, o que mis opiniones no se tienen en cuenta?
- ¿Reconoces tus dones y los pones al servicio de la humanidad?

6° CHAKRA

- ¿Trastornos en el cerebro, Sistema nervioso central, hipófisis, ojos, oído, nariz?
- ¿Me cuesta cambiar?
- ¿Soy incapaz de soltar creencias que me limitan?
- ¿Tengo percepción extrasensorial, telepatía, clarividencia......?
- ¿Me gusta abrirme al conocimiento?

7° CHAKRA

- ¿Siento que mi vida no tiene sentido?
- ¿Me da miedo encontrarme conmigo mismo?
- ¿Me siento conectado con el cosmos? ¿Con la energía universal?
- ¿Sé tomar consciencia y conectar con mi sabiduría interior?
- ¿Tengo fe en mí mismo?
- ¿Me siento de alguna forma unido al cielo y a la tierra?
- ¿Sé quién SOY YO?

Posteriormente se calcula la media aritmética de los valores dados en cada chakra, sumando los valores y dividiendo el resultado entre el número de preguntas del chakra correspondiente. Los datos obtenidos, se trasladan a una circunferencia con 7 radios para construir la RUEDA DE ENERGÍA. Cada radio corresponde a un chakra. Una vez colocados los valores de cada chakra en su radio, unimos los puntos formando un polígono. Veremos claramente como está nuestra energía. Lo perfecto sería un 10 en cada radio. Sería estar perfecto, al 100%. Pero eso, me temo que nadie o casi nadie obtienen dicho resultado. Observa tu rueda. Es una imagen diagnóstica, de punto de partida. Nada más. Después de realizar algunos cambios en tu estilo de vida según mi «guía práctica», si así lo eliges, y pasado cierto tiempo, configúrala de nuevo. Podrás ver las transformaciones que vas experimentando.

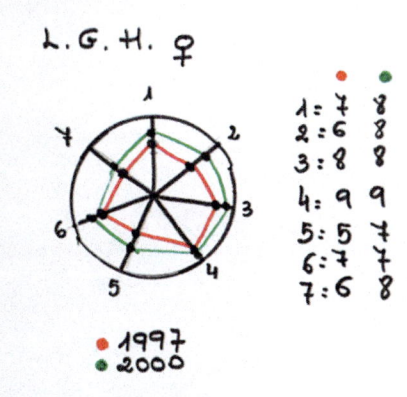

L.G.H. Mujer que realizó este ejercicio en 1997 y después lo repitió en el año 2000.

Observa como su energía mejoró especialmente en los aspectos con más deficiencia.

AUTORES, LIBROS Y ENLACES MAESTROS. PRIMERA PARTE

1. Los tres iniciados. «El Kibalion»
2. Barbara Ann Brennan. «Manos que curan»
3. Bert Hellinger.»Ordenes del amor»
4. Gregg Braden. «La matriz divina»
5. Don Richard Riso y Russ Hudson. «La sabiduría del eneagrama»
6. David Hawkins. «El poder contra la Fuerza»
7. Byron Katie. «Amar lo que es»
8. Gabriel Silva. «Los ocho Kibaliones»
9. Juan Carlos Arrese Aguilera. «Coaching y Sabiduría interior»
10. San Juan de la Cruz. «Noche oscura del alma»
11. Emilio Carrillo. «Dios»
12. Emilio Carrillo. «Consciencia»
13. Wayne W. Dyer. «Tus zonas sagradas»
14. Liz Taylor. «El libro completo de los chakras»

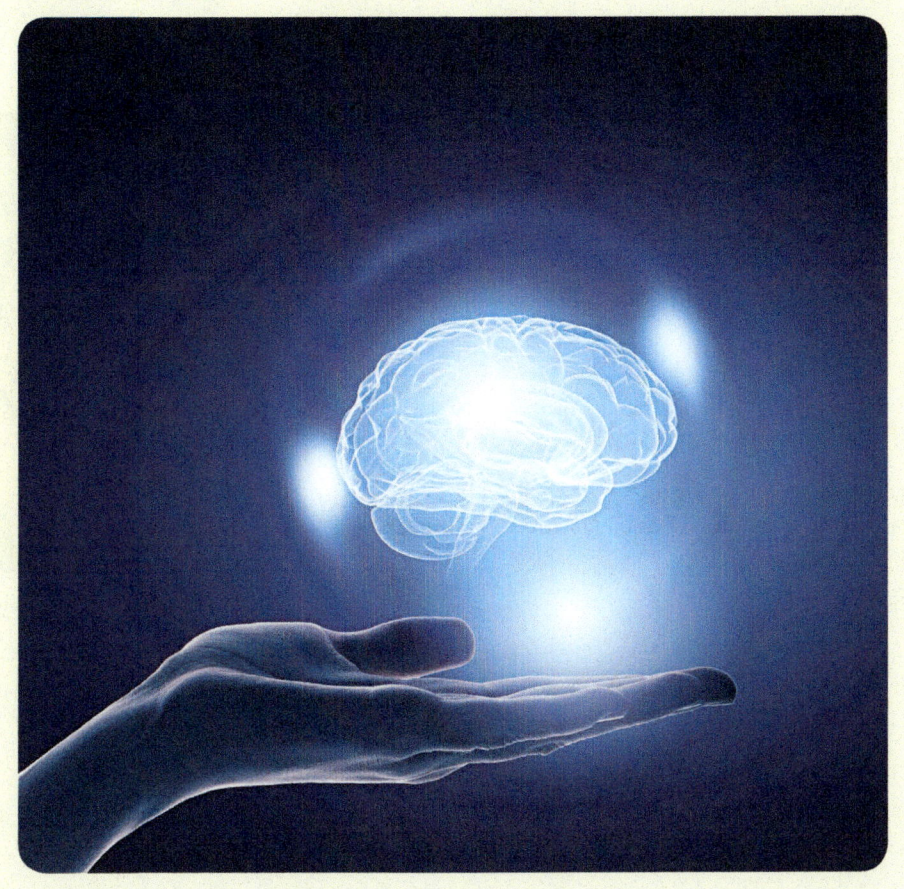

Higiene
MENTAL

SEGUNDA PARTE

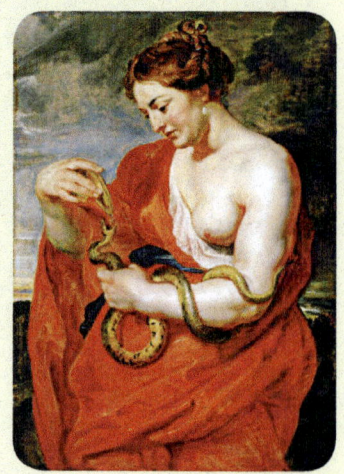

«HIGEA: Diosa de la salud y de la prevención de la enfermedad. Hija de ASCLEPIO o ESCULAPIO: Dios de la medicina. Adorados en el Templo de EPIDAURO»

Pedro Pablo Rubens (1577- 1640). «Higea, diosa de la salud» (c. 1615). Óleo sobre tabla 107 x 74,5 cm. Detroit Institute of Arts.

MENTALISMO. *«El Todo es mente; el universo es mental». 1ª Ley hermética. El Kybalión. Los tres iniciados.*

La HIGIENE MENTAL podría ser definida como el conjunto de actividades mentales que nos conducen a una situación de bienestar psicológico, que repercutirá inevitablemente en nuestra esfera cognitiva, nuestro comportamiento, y por supuesto, nuestra salud física.

Albert Einstein, el gran físico teórico alemán, (1879 – 1955), define la higiene mental: ...«*Cambiar estructuras de pensamientos no exitosos por pensamientos exitosos. Aprender a utilizar el poder de nuestra mente para nuestro beneficio y salud*».

Hoy en día se define la salud en términos de «funcionalidad» global de la persona, por lo que es necesario mantener un nivel de funcionamiento mental que te permita ejercer las actividades individuales, sociales y laborales de una manera satisfactoria para ti y para los que te rodean. La higiene mental previene no solo trastornos como la depresión, ansiedad etc., sino que evita un buen grupo de enfermedades llamadas psicosomáticas (enfermedad física producida por trastorno mental) o funcionales (la persona sufre de síntomas físicos, sin poder demostrar alteraciones visibles macro o microscópicamente en ningún órgano).

Además, una buena higiene mental es capaz de contrarrestar los efectos del estrés al que nos vemos sometidos diariamente y que constituye importante factor de riesgo para sufrir enfermedades cardiovasculares (accidente cerebrovascular, infarto de miocardio, etc.) accidentes de tráfico, domésticos y laborales, o incluso precipitar una adicción, al alcohol, u otra droga.

Si nuestro cuerpo constituye la parte física, la parte más densa, de nuestro SER, las esferas o cuerpos emocional y mental, vienen determinadas por nuestras emociones, pensamientos, creencias, y sentimientos. La higiene mental irá pues encaminada a trabajar con nuestros pensamientos y la gestión de nuestras emociones, contribuyendo a una actitud positiva que favorezca la armonía con nosotros mismos y con todos cuantos nos rodean incluidas nuestras relaciones familiares, amistades, compañeros de trabajo, o relaciones de pareja.

Capítulo 8

ESFERA EMOCIONAL

> **POLARIDAD:** *«Todo es doble, todo tiene dos polos; todo, su par de opuestos: los semejantes y los antagónicos son lo mismo; los opuestos son idénticos en naturaleza, pero diferentes en grado». 4ª ley hermética. El Kybalión. Los tres iniciados.*

Nuestra **ESFERA EMOCIONAL** está constituida por la energía de las emociones; nos referimos a emociones cuando hablamos de experiencias de ALEGRÍA, AMOR, MIEDO, TRISTEZA, ADVERSIÓN y RABIA. Como podrás comprobar, las emociones son incontrolables, aparecen en milisegundos, no podemos evitarlas; en sí mismas no son ni buenas ni malas, simplemente aparecen como respuesta a estímulos externos o internos (pensamientos o sensaciones dentro de nuestro cuerpo).

Al hablar en términos de positivo/negativo, no estamos emitiendo un juicio entre bueno y malo sino más bien nos referimos a dos polos de una misma característica.

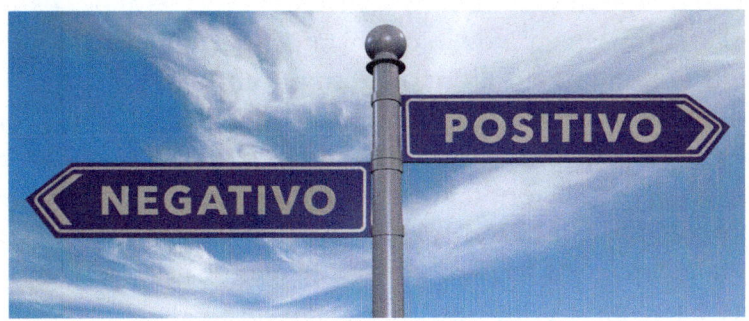

POLO NEGATIVO (-)	POLO POSITIVO (+)
EMOCIONES: • Miedo • Tristeza • Aversión (asco) • Rabia **SENTIMIENTOS:** • Desesperación • Rencor • Impotencia • Baja autoestima • Culpa • Soledad	**EMOCIONES:** • Alegría • Amor **SENTIMIENTOS:** • Confianza en los demás y en nosotros mismos • Gratitud • Tolerancia • Esperanza • Fe • Perdón • Paz • Felicidad

Así, por ejemplo, si hablamos de temperatura, en el polo positivo estaría el calor y en el negativo el frío. Pues bien, al hablar de pensamientos y emociones, no diremos buenos ni malos sino positivos cuando nos hacen sentir bien y negativos si despiertan sentimientos desagradables. La tristeza en el polo negativo, nos hace sentir mal y sin embargo es saludable sentir tristeza como respuesta a determinados acontecimientos; por ejemplo, ante la pérdida de trabajo o de un ser querido, etc., lo ilógico sería no sentirla.

La naturaleza siempre tiende a expresar el polo positivo, pues es el que se dirige a la creación, a la vida, y por tanto a la supervivencia del individuo y de la especie. El polo negativo tiende al dolor y éste a la muerte. Los sentimientos negativos nos ayudan a darnos cuenta de que estamos separados de la dirección hacia la felicidad y a la supervivencia. Son nuestro guía interior; actúan como una brújula.

Las emociones negativas inducen sentimientos negativos. Es necesario reconocerlo, darnos cuenta de lo que está ocurriendo en nuestro interior; solo siendo conscientes podremos actuar sobre ellas para cambiar la polaridad. Existen estrategias para esto, como por ejemplo, cambiar el pensamiento que las desencadenó, o llevar a cabo actividades físicas como la respiración, la relajación, o el ejercicio físico, etc… Pero yo me atrevo a decir que solo los cambios de pensamiento, o dicho de otra manera, los cambios en las imágenes mentales, son capaces de gestionar esas emociones a largo plazo para evitar que se «enquisten» y den lugar a estados de

HIGIENE MENTAL

depresión, cólera, celos, pánico, actitud posesiva etc. o determinen una realidad que no deseamos en absoluto.

Así de bonito nos lo cuenta Neale Donald Walsch en su libro «Conversaciones con Dios».

«*La aflicción es una emoción natural. Es esa parte de ti que te permite despedirte cuando no deseas decir adiós; expresar (expulsar, sacar) la tristeza dentro de ti debido a la experiencia de cualquier clase de pérdida. Puede ser la pérdida de un ser amado o la pérdida de un lente de contacto. Cuando se te permite expresar tu aflicción, te liberas de ésta. A los niños que se les permite estar tristes cuando se sienten tristes se sienten muy sanos respecto a la tristeza cuando son adultos y, por lo tanto, generalmente pasan por ese período de tristeza con mucha rapidez. A los niños que les dicen «No llores», se les dificulta llorar cuando son adultos. Después de todo, durante toda su vida les han dicho que no lloren. Por lo tanto, reprimen su aflicción. La aflicción que se reprime en forma continua se convierte en depresión crónica; una emoción muy poco natural. Las personas han matado debido a la depresión crónica; se han iniciado guerras y han caído naciones.*

La ira es una emoción natural. Es la herramienta que tienes y que te permite decir «No, gracias». No tiene que ser abusiva y nunca tiene que dañar a los demás. Cuándo a los niños se les permite expresar su ira, muestran una actitud muy saludable respecto a esta cuando son adultos y, por lo tanto, generalmente atraviesan por su ira con mucha rapidez. A los niños que les hacen sentir que su ira no es correcta, que es malo expresarla y que no deberían sentirla, se les dificultará manejar en forma apropiada su ira cuando sean personas adultas. La ira que se reprime continuamente se convierte en cólera, una emoción muy poco natural. La gente ha matado debido a la cólera; se han iniciado guerras y han caído naciones.

La envidia es una emoción natural. Es la emoción que hace que un niño de cinco años desee poder alcanzar el picaporte de la puer-

ta, como su hermana, o andar en bicicleta. La envidia es una emoción natural que hace que desees hacerlo de nuevo, esforzarte más, continuar luchando hasta lograr el éxito. Es muy saludable sentir envidia, muy natural. Cuando a los niños se les permite expresar su envidia, muestran una actitud muy sana durante sus años de adultos y, por lo tanto, casi siempre atraviesan por la envidia con mucha rapidez. A los niños que les hacen sentir que la envidia no es buena, que es malo expresarla y que ni siquiera deberían sentirla, se les dificultará manejarla en forma apropiada cuando sean adultos. La envidia reprimida en forma continua se convierte en celos, que es una emoción muy poco natural. La gente ha matado debido a los celos; se han iniciado guerras y han caído naciones.

El temor es una emoción natural. Todos los bebés nacen con dos temores únicamente: el temor de caer y el temor a los ruidos fuertes. Todos los otros temores son respuestas aprendidas, proporcionadas al niño por su medio ambiente, enseñadas por sus padres. El propósito del temor natural es desarrollar un poco de preocupación. La precaución es una herramienta que ayuda a mantener vivo el cuerpo. Es un fruto del amor. El amor por el Yo. A los niños que les hacen sentir que el temor no es correcto, que es malo expresarlo y que ni siquiera deberían sentirlo, se les dificultará manejarlo en forma apropiada cuando sean adultos. El temor que se reprime continuamente se convierte en pánico, que es una emoción muy poco natural. La gente ha matado debido al pánico; se han iniciado guerras y han caído naciones.

El amor es una emoción natural. Cuando a un niño se le permite expresarlo y recibirlo, en forma normal y natural, sin limitación ni condición, sin inhibición ni vergüenza, él no requiere de nada más, puesto que la alegría del amor expresado y recibido de esta manera es suficiente. Sin embargo, el amor que ha sido condicionado, limitado, regido por reglas y reglamentos, por rituales y restricciones, controlado, manipulado y reprimido, se convierte en algo no natural. A los niños que les hacen sentir que su amor natural no es bueno, que es malo expresarlo, y que ni siquiera deberían sentirlo, se les dificultará manejarlo en forme apropiada cuando sean per-

sonas adultas. El amor que se reprime en forma continua se convierte en actitud posesiva, que es una emoción muy poco natural. La gente ha matado debido a una actitud posesiva, se han iniciado guerras y han caído naciones.

Las emociones naturales, cuando se reprimen, producen reacciones y respuestas no naturales. Casi toda la gente reprime las emociones más naturales. No obstante, éstas son sus amigas. Éstas son sus dones. Éstas son sus herramientas divinas con las que pueden crear su experiencia. Reciben estas herramientas al nacer y son para ayudarlos a negociar la vida...».

No haré un análisis exhaustivo de cada emoción pues en realidad, y siguiendo con el principio de polaridad, podríamos afirmar que solo habría dos emociones claves ocupando los extremos:

(-) TEMOR·················AMOR (+)

Todos los sentimientos parten de una u otra. Mientras que aquello que nace desde el amor te impulsa, te hace sentir libre, te da fuerza, te ayuda a comprender a los demás, favorece una «lucha» pacífica y resta enjuiciamientos, el miedo actúa en sentido opuesto: te frena, te da sensación de llevar una carga pesada a las espaldas, te hace dudar, bloquea el pensamiento, induce conductas basadas en el egocentrismo, como mecanismo de defensa, favoreciendo el juicio de todo y de todos cuantos te rodean, hasta el punto de hacerte sentir un esclavo o víctima de los acontecimientos.

Te invito a que te fijes en cada pensamiento, comportamiento o elección, observando si tienen su origen en el amor o subyace algún tipo de temor. En ocasiones no resulta fácil encontrar a qué se tiene miedo en concreto, pero se va adquiriendo experiencia con la práctica.

¿Qué podemos hacer con lo que nace del miedo? ¿Qué hacer cuando sentimos rabia, tristeza, impotencia? Ante todo, no luchar y ACEPTAR los propios sentimientos.

La aceptación en si misma conduce a la curación o incluso ES la «curación». Reconocer que lo que notas en tu cuerpo es el resultado de una emoción, y que antes o después desaparecerá, te hará familiarizarte con ella y tus reacciones físicas ante ellas, restando importancia.

Hemos comprobado que cada uno tiene lo que se llama un «órgano diana», es decir un punto débil donde se focalizan físicamente las emociones y los sentimientos. Por ejemplo, puedes sentir cefalea tensional (como si un casco te aprisionara la frente, las sienes y la cabeza) o puedes sentir un nudo en la garganta que te ahoga, o falta de aire, tos no controlable, dolor muscular en el cuello, la espalda o a nivel lumbar. Vértigo, dolor o ardor de estómago, vómitos, diarreas, rechazo a las relaciones sexuales, síntomas psicológicos como crisis de ansiedad o de pánico...

Las emociones actuarían «apretando» lo que podemos llamar «puntos gatillo» o «interruptores» que cuando se accionan aparecen los síntomas asociados; pues bien; si reconoces que tus síntomas son secundarios a «algo» que te pertenece, que es solo tuyo, y no es ni una enfermedad ni está provocado por los demás o las circunstancias, la emoción se desvanece, los síntomas físicos desaparecen y no quedas atrapado en un estado de ánimo anormalmente dañino para tu salud, por el estrés que lleva asociado.

Hasta no hace mucho, cuando volvía a casa desde el supermercado, cargada con unos cuantos kilos, me sentía muy angustiada hasta el punto de que maldecía tener que traer personalmente mis compras. Sentía excesivo cansancio físico y una buena dosis de malhumor, lo que en ocasiones, podía culminar con críticas hacia mi marido y mis hijos por no salir en mi ayuda.

Un día mientras me comenzaba a introducir en esta angustia, tuve un recuerdo de mi misma y me di cuenta del sinsentido de estas situaciones. Medité sobre el tema y pregunté a mis «niñas interiores» quién de ellas se quejaba una y otra vez.

No tardé mucho en encontrar respuesta: cuando contaba con edades muy tempranas mi mamá ya tenía tres hijos que atender de los cuales yo era la mayor. Estoy hablando de 4-5 años. Ella se sentía muy agobiada con todas las tareas domésticas y el cuidado de sus hijos, y me encargaba salir a buscar el pan, o un paquete de galletas o leche… No suponía más que un kilo o kilo y medio, pero podemos añadir subir y bajar de un tercer piso una o dos veces.

Mi madre me hablaba con gran cariño, y no era su deseo tenerme de recadera, pero no contaba con otra ayuda, sabía que yo no corría riesgos pues todas las tiendas estaban muy cerca y me conocían sus dueños; me permitía que me tomara todo el tiempo que necesitara… pero esa «niña» se sentía muy cansada, sabía que podía hacerlo y que contaba con el amor de su mamá pero se sentía tan cansada…

En cuanto hice consciente esta angustia la acepté y hablé a esa «niña» que sufría: «No sufras más; yo, mujer adulta «cargo» con el peso. Tú puedes seguir con tus cosas de niña».

Sentí un gran alivio y un semblante de felicidad. Ahora en esa situación no siento más que el cansancio proporcional al esfuerzo, por supuesto no sufro psicológicamente y mi familia no se ve afectada.

. . . .

J. O. 65 años, al llegar cada junio sentía mucha ansiedad, «mariposas en la barriga», decía. El olor a heno, la temperatura, típicos de la época preveraniega, le «angustiaban». Al hablarle sobre las emociones y como quedaban atrapadas, se dio cuenta de que lo que le ocurría era que revivía año tras años el estrés de su tiempo de estudiante de medicina, pues durante seis años de carrera, llegando junio comenzaban los exámenes finales; muchas horas de estudio y mucha ansiedad. Hicimos un trabajo mental para separar ambos conceptos y poder romper este «reflejo condicionado». Saber que es junio y no tener exámenes ni estrés, anuló la ansiedad que sufría en esta época durante más de 35 años. Simplemente se dio cuenta de que ya «no era necesario» sentir esa emoción.

. . . .

Un amigo, al llegar diciembre, matemáticamente, cogía un resfriado intenso que le obligaban a permanecer en cama. Año tras año «lo esperaba», no le cogía de sorpresa; vivía con el convencimiento de que pasaría un buen resfriado todos los diciembres de su vida.

Desconozco cuál fue el primero de la serie pero lo que si advertí fue ese decreto «cada diciembre un resfriado». Le invité a observar lo que ocurría, le ayudé a que sintiera en lo más profundo que no era necesario, que no existía razón biológica para que sucediera, que por alguna causa se dio esa circunstancia, ese binomio (diciembre/resfriado), en un momento de su vida, pero que no tenía por qué repetirse una y otra vez, y cuando comprendió, cuando «SUPO» que era un reflejo condicionado, y como por arte de magia, desaparecieron los resfriados de una semana de duración de cada diciembre.

. . . .

A veces el componente físico o psicológico es tan importante que se convierten en una auténtica enfermedad física y/o mental, y precisarán de tratamiento por el especialista correspondiente.

Por tanto, y al hilo de lo explicado hasta el momento, podríamos decir que la enfermedad es el resultado y no la causa. Resultado de un desequilibrio, entre las emociones, los pensamientos y la respuesta física, entre otros factores como ya veremos más adelante.

Llegado este punto cabría preguntarse por las enfermedades infecciosas, por ejemplo. Una explicación podría ser, que los gérmenes, conviven con nosotros ya sea en el ecosistema de nuestro cuerpo, o en el ambiente, y se ponen en contacto a través de la nariz, boca, piel, oídos, a nivel génito-urinario, sangre, etc... Aparecerá la enfermedad cuando la capacidad de protección del organismo sea inferior a la capacidad que posee el agente infeccioso: bacterias, virus, hongos, parásitos… y aunque esta afirmación nos daría para varias clases de microbiología, enfermedades infecciosas e inmunidad, que no es lo que procede, nos quedaremos con que la enfermedad aparece especialmente cuando los mecanismos de defensa están deprimidos en cantidad o calidad; situación que suele acompañar a situaciones de estrés; o cuando se ve superada por la cuantía o agresividad del germen, precisando ayuda farmacológica.

En cuanto a las enfermedades congénitas, algunas disciplinas explican que los cambios pueden haberse producido durante el embarazo (las emociones y pensamientos de la madre actuarían sobre el feto) o heredadas de generación en generación, emociones de nuestros antepasados que hemos «traído» en nuestro propio ADN celular, en último extremo se produciría una mutación (alteración en los genes) en algún momento de la historia de nuestros ascendientes. Algunas terapias en este sentido hacen alusión a la sanación de la «memoria celular» o «sanación sistémica».

Obviamente, no todo puede explicarse en estos términos pues la exposición a un tóxico, una radiación, etc., pueden enfermar sin emociones de por medio. No obstante, son múltiples los aspectos que intervienen en la aparición de la enfermedad, pero todos ellos actúan de forma tan interactiva, tan entrelazada, que no podríamos decir hasta dónde llega un factor y dónde comienza otro. Yo les suelo decir a mis pacientes la importancia que tiene tratar tanto el «cuerpo» como el «alma», los aspectos puramente materiales como alimentación o el tratamiento farmacológico, y nuestra mente, para una correcta sanación de cualquier desequilibrio o enfermedad.

Capítulo 9

ESFERA MENTAL

En la **ESFERA MENTAL**, se asientan nuestras funciones intelectuales superiores que se traducirán en pensamientos, lenguaje y conductas. Como quedó aclarado con anterioridad, estos pensamientos pueden generar bienestar y hablaremos de PENSAMIENTOS POSITIVOS o por el contrario nos pueden inducir sensaciones desagradables, y los llamaremos PENSAMIENTOS NEGATIVOS.

Todo pensamiento va unido a una emoción, y toda emoción induce un pensamiento del mismo signo. Si pienso: «soy un inútil» me hará sentir tristeza, rabia, impotencia…pero no es nada probable, evidentemente, que me haga sentir amor, alegría, confianza.

Cuanto más nos enfocamos en un pensamiento, cuanta más atención ponemos en él, más intensa es la emoción que nos produce y más fácilmente lo atraemos a nuestra experiencia en nuestra vida.

Los pensamientos positivos de forma general podemos decir que:

• Favorecen el funcionamiento de las funciones intelectuales superiores: sensación de «mente clara».

• Favorecen un cuerpo saludable: respiración tranquila, sueño reparador, normalidad en el apetito, en el funcionamiento cardiovascular y del aparato digestivo, de la inmunidad, etc., y contribuyen a la relajación muscular.

• Aumentan la energía vital.

- Aumentan la autoestima.

- Conducen a la paz y sosiego, felicidad y amor a uno mismo y a los demás.

Los pensamientos negativos nos conducen a padecer los mismos síntomas que sufrimos cuando estamos sometidos a estrés de manera mantenida, como se verá.

Ambas esferas, emocional y mental, no actúan aisladamente del cuerpo físico. Cada uno de nuestros pensamientos, emociones o sentimientos, afectan directamente a nuestra «materia».

CONEXIÓN MENTE - CUERPO

La conexión entre nuestra mente y nuestro cuerpo se realiza por medio de nuestros sistemas neurológico (cerebro, médula espinal, sistema periférico y sistema nervioso autónomo) y endocrino (glándulas como hipófisis, tiroides, paratiroides, suprarrenales, páncreas, ovarios, testículos.) y en los últimos años se ha dado una gran importancia a nuestro sistema inmunológico, tanto es así, que se afirma que nuestra edad biológica está en relación con el buen funcionamiento de este sistema, dependiendo directamente de la actitud positiva o negativa ante la vida.

Cada emoción/pensamiento/ sentimiento pone en marcha una cascada de sustancias llamadas neurotransmisores (adrenalina, noradrenalina, acetil-colina, dopamina, serotonina…) que actúan de forma refleja (sin nuestra voluntad) sobre cerebro, corazón, riñones, aparato digestivo, músculos, piel, etc. Y a su vez estimulan el sistema endocrino haciendo que se liberen sus respectivas hormonas.

Especial mención merecen las llamadas «endorfinas» que son péptidos (proteínas) opioides endógenos, que funcionan como neurotransmisores. Son sustancias que son producidas en la glándula pituitaria y el hipotá-lamo durante el ejercicio, recuerdos felices, dolor, consumo de alimentos picantes o chocolate, el enamoramiento y el orgasmo; y son similares a los fármacos derivados del opio (morfina por ejemplo, de ahí su nombre), en su efecto analgésico y en la sensación de bienestar y placer que producen.

Como se puede ver dentro de nuestro organismo existe una melodía perfecta, una relación estrecha entre cada una de nuestras células, tejidos, órganos y sistemas, con nuestra mente, con nuestro pensar y sentir.

Podemos aprender a modificar los pensamientos de forma voluntaria, es decir, adquirir el hábito de pensar en positivo (transmutación mental), para inducir sentimientos agradables y con el tiempo, ir modificando las imágenes mentales que nos hacen infelices. No se trata de dar la vuelta a cada pensamiento negativo, más bien se trata de no «alimentar» esos pensamientos y poner nuestra atención en otros que nos hagan sentir mejor al favorecer la liberación de sustancias que favorecen el buen funcionamiento de nuestro cuerpo y la sensación de relajación física y mental.

Trabajé con una compañera que cada día, al llegar por la mañana, comenzaba a quejarse de todo cuanto le correspondía realizar en ese día. Siempre le parecía excesivo el trabajo. Solo con ello conseguía un nivel de estrés que lo manifestaba de forma evidente, con mala cara, malhumorada, con tendencia a las malas contestaciones a casi todo el mundo con quién trataba. Por supuesto, si salía trabajo extra, la cosa empeoraba diametralmente. Un día me dijo, no sin sorpresa para mí: «he observado que tú tienes mucha suerte con lo que te toca resolver, o ¿es que nunca te quejas?».

Lo siento pero he de confesar que se me soltó una carcajada. Tal fue mi reacción al darme cuenta de que me había observado. Le expliqué que yo cada mañana llegaba y me decía a mí misma: hoy es un buen día, tengo trabajo, estoy en lugar caliente, me pagan un sueldo que es suficiente para cubrir mis necesidades vitales e incluso me permite gozar de vacaciones y ocio; y además, me voy todos los días a la misma hora y sin necesidad de llevarme tarea para casa. Valoro lo que tengo, estoy agradecida y me siento bien.

Puso una cara de incredulidad. Mi respuesta no le bastó al parecer. Supongo que siguió pensando que yo tenía más suerte en el reparto de tareas, en cantidad y calidad. Bueno, yo si había aprendido a elaborar una imagen mental propicia, a informar a la «energía sin forma» (Capítulo 16) para que materializara mis decretos, y salvo esporádicas ocasiones, han pasado más de diez años y sigo siendo «una suertuda».

Llegado este momento me gustaría hacer una reflexión sobre otro aspecto:

> **RITMO:** *«Todo fluye afuera y adentro, todo tiene sus mareas, todas las cosas se elevan y caen; la oscilación del péndulo se manifiesta en todo; la medida de la oscilación hacia la derecha es la medida de la oscilación hacia la izquierda; el ritmo compensa»* 5ª *ley hermética. El Kybalión. Los tres iniciados.*

Todo en el cosmos lleva un ritmo, existen unos ciclos en todo cuanto observamos. El ciclo del día/noche según la rotación de la tierra, la rotación de la tierra alrededor del sol nos trae los ciclos de las estaciones: primavera/verano/otoño/invierno. La vida vegetal y animal se rige por ciclos de nacimiento, crecimiento, madurez, decadencia y muerte. El hombre nace, se desarrolla, se reproduce y muere. Dentro de nuestro propio cuerpo funcionamos por ciclos: nuestro corazón sístole/diástole, nuestro estado de consciencia vigilia/sueño, ciclo menstrual de la mujer, etc.; y, como no podía ser de otra manera, nuestros sentimientos no se escapan a esta ley. Pensamos y sentimos en ciclos según la ley de polaridad: épocas de actitud mental positiva/épocas de actitud mental negativa. Momentos de alegría/momentos de tristeza, momentos de abundancia/momentos de escasez, etc. Los ciclos se van a originar siempre, y solo con nuestra mente podemos conseguir que se cambie el signo del polo en que nos encontremos así como que la amplitud de cada ciclo se modifique. A esta capacidad la llamamos **«transmutación mental»**, y se puede conseguir de forma consciente, variando la polaridad de negativo a positivo y la duración de los ciclos, aunque no puede evitarse que ambas leyes, polaridad y ciclos, funcionen; sería como pedir que desapareciera la ley de la gravedad. Dicho de manera fácil de entender: no podemos modificar cada circunstancia que se da en el mundo en un momento dado, pero sí podemos variar conscientemente cómo afectará a nuestra realidad, por medio de nuestro poder mental consciente. Al fin y al cabo, esto que llamamos realidad, no existe como «absoluto». Cada uno crea su realidad según el modo de percibir su interior y su exterior. ¿Cómo es la realidad de una persona con daltonismo (trastorno de percepción de los colores rojo/verde) o para un sordo de nacimiento? ¿Cómo percibe una persona ciega el arcoíris? ¿Qué son los sabores para alguien que no tiene gusto? ¿Cómo construye la realidad de sus relaciones sexuales la persona que fue violada en su infancia? o ¿cómo percibe el trabajo en equipo aquel que de niño cada vez que decía lo que pensaba recibía una paliza, hasta que dejó de expresar no solo su opinión, sino su rabia e impotencia?....Tu realidad es tuya, y solo tuya. Verdaderamente «hablamos cada uno un idioma», sentimos de forma diferente y formamos una imagen de la realidad «en pantalla» distinta. Y funciona igual para lo interno: emociones, sentimientos, pensamientos, como para lo externo: paisajes, personas, música, etc. Ya que lo de dentro crea lo de fuera.

¡SÍ! ¡LO DE DENTRO CREA LO DE FUERA!

Esta reflexión nos lleva a la conclusión de que los cambios que podemos realizar en nuestra vida para vivir mejor, constituyen nuestra propia responsabilidad. Por ejemplo, ante algo que no me gusta puedo tomar la decisión de la queja, la crítica, el llanto, el no hacer nada al respecto, o puedo tomar la decisión de aceptar lo que es y comenzar a «CREAR» SOLUCIONES. He de decir que lo que realmente «crea» no son los pensamientos aislados que fabricamos de forma consciente, sino aquellos que son en sí mismo información para la energía de la que todo se conforma, materializa o se manifiesta. Elige el término que más te guste.

Los pensamientos que se perpetúan cada día, bañados en una intensa emoción, casi siempre son inconscientes, constituyen creencias que se fueron fraguando en nuestra infancia debido a nuestra herencia, educación, grupo social, escuela, religión, vivencias, etc., constituyendo verdaderos programas de información, cuya materialización se dará tanto si son positivos como si fueran negativos. Conseguir cambiar estos últimos y las imágenes mentales procedentes de estos patrones de pensamientos puede ser difícil pero no imposible.

Tomando un símil con la informática, si siempre trabajamos con un sistema operativo, no vamos a poder desarrollar más que las aplicaciones definidas para ese sistema en concreto. Para conseguir una superación personal tendremos que cambiar el sistema o actualizar programas. La tarea de reprogramar el subconsciente es muy positiva, en teoría queda muy bien la explicación lógica, pero en la práctica, además de difícil puede ser agotadora y dilatada en el tiempo, incluso con profesionales expertos en esta materia.

No obstante, si no llegamos a reconocer el pensamiento o emoción que nos causa el malestar siempre podemos realizar un trabajo indirecto, es decir: actuar sobre esos pensamientos sin saber la causa intrínseca que los provoca. Modificar «creencias» que nos ciegan, por otras que aporten claridad para nuestro proceder en cualquier ámbito de nuestra vida.

Cuando eliges un pensamiento positivo sobre un deseo, y pones toda tu atención en él, impregnando de una emoción positiva, una ilusión, un entusiasmo, si llega a ser lo suficientemente intensa, puede lograrse en tu realidad. Lo veremos con detenimiento en la guía práctica. Cambiar tu realidad mediante el cambio de imágenes mentales o creencias limitantes, ya se conocía en la antigüedad con el nombre de **ALQUIMIA MENTAL**. Suena a magia pero como veremos, no es más ni menos que información, energía, programas. Si a pesar de sentirte una persona «optimista», hay partes de tu vida que no funcionan, no te quedará más remedio que realizar una transmutación, una alquimia mental, para «sanar» esos bloqueos, esos «virus informáticos», o resetear tu computadora central.

Sí, sí no hace falta que me lo digas, *«es que yo esto no termino de creerlo»*....Claro, no es fácil creerte un genio, pero tranquilo que todo se andará. No me refiero a que vaya a comerte el tarro para que te lo creas sin más, me refiero a que a medida que vayas poniendo en práctica algunas de las herramientas que aprenderás, comprobarás por ti mismo lo que te digo.

Ahora bien, he descubierto que de todas las creencias que un ser humano tiene, hay dos que constituyen la base de su realidad. Yo me atrevo a decir que se trata de creencias que van más allá de lo psicológico, pues son creencias de tipo existencialista o de índole espiritual. Una ocuparía el polo positivo e imprime fuerza, ánimo, ilusión, energía para actuar, gozo, paz, quietud, serenidad…se trata de una creencia que tiene como base el amor a la vida y la confianza. Ocupando el polo negativo estaría una creencia antagónica que actuaría de forma absolutamente contraria a la anterior, imprimiéndote debilidad, tristeza, desilusión, freno para la acción, desasosiego, desconfianza, ansiedad; se trataría de una creencia que tiene como base el miedo a vivir y la duda.

El resto de las creencias se apoyan en una u otra de las anteriores.

Descubrir especialmente la creencia que cimienta positivamente toda nuestra vida, es encontrar el «abracadabra», la contraseña para entrar en todas las «aplicaciones» de bienestar; la creencia en sí misma constituye la «información» clave que envías a la sustancia que da forma a tu realidad.

Ambas creencias han venido creando tu realidad hasta el momento de forma absolutamente inconsciente. Son creencias heredadas, o adquiridas durante nuestra infancia y nos acompañarán durante todo el tiempo que vivamos en este mundo. Como digo, si descubrimos esa creencia positiva y la utilizamos de forma consciente, anulará el resto de los efectos negativos. Cada acto o deseo pasado por el filtro de esta creencia será materializado de manera exitosa.

A mis 28 años de edad, en una excursión al campo con un grupo de amigos, algunos comenzaron a caminar por lugares de ascenso, muy, muy deprisa para los que estábamos bajos de resistencia, faltos de entrenamiento. Una amiga con importante jadeo y entre risas, dijo:» voy a parar, yo no he venido a este mundo a sufrir». Aquella inocente frase caló en mí como nunca hubiera podido imaginar. Me dio un vuelco el corazón como si me hubiera revuelto todo mi subconsciente. Durante el resto del día, repetí, incesantemente hasta aburrir, la frasecita: si tenía sed: «voy a beber agua que yo no he venido a este mundo a sufrir», si tenía calor me dirigía a un árbol diciendo:» me voy a poner a la sombra que yo no he venido a este mundo a sufrir» y así una y otra vez. Fue causa de risas para mis compañeros pero en mí, se estaba obrando un verdadero milagro. Los días siguientes repetí esta frase en bastantes ocasiones pero, dejé de hacerlo, no sé muy bien por qué. No obstante algunos amigos, años después en reuniones divertidas, seguían recordando que «Esperanza no había venido a este mundo a sufrir».

No hace mucho he podido saber lo que ocurría con esta afirmación. En realidad es la traducción en lenguaje hablado de una creencia muy arraigada en mi subconsciente. Efectivamente creo absolutamente que no se viene a este mundo a sufrir. Sino que el sufrimiento es el resultado de la disarmonía del ser humano en cada uno de sus aspectos físicos o psicológicos, pero que en sí mismo, el sufrimiento no es ni un objetivo ni una necesidad, pero existe, claro. Cuando experimento esta afirmación me siento tan llena de alegría, libertad y fuerza…Esta creencia personal es eso mismo, personal y constituye un sentimiento mágico de información poderosa dirigida a la sustancia creadora, capaz de materializar toda mi vida por este sendero del «no sufrimiento».

Llegado este momento no me preocupo de cambiar pensamientos, ni de aprender a «dar órdenes» a la energía. Cuando quiero algo nuevo o cambiar algo viejo que no me agrada, lo contemplo en mi mente, lo visualizo y digo conscientemente con gran amor y agradecimiento: *«yo no he venido a este mundo a sufrir»*. El resto se lo dejo a la sustancia que «SABE» como hacer los cambios en mi vida de acuerdo con ese sentimiento. Recientemente he dado un paso más: *«yo he venido a este mundo a gozar»*.

¿Te puedes imaginar a las personas que tienen la creencia de que «este mundo es un valle de lágrimas»?. ¿Eres tú una de ellas?

Te invito a que encuentres tu «creencia positiva mágica».

Así, y en resumen, por medio de imágenes mentales mezcladas con sus emociones constituyendo sentimientos, vienes creando tu realidad durante toda tu vida pero sin ser consciente del «cómo». A partir de ahora, si quieres, puedes poner en práctica la creación consciente. Como podéis haber deducido, este funcionamiento es idéntico para cualquier área de nuestra vida: salud, éxito, abundancia, relaciones, pareja, trabajo… Estas capacidades mentales no las hemos descubierto en este siglo, ni en el pasado, sino que pertenecen a un saber antiquísimo, y que en alguna parte del camino se ocultaron en el mundo occidental, no así en algunas civilizaciones, sustituyéndolo por la creencia de que solo sirve lo comprobado científicamente. Intrínsecamente esto es lo deseable pero, sin olvidar todo aquello que existe y que aún no hemos podido incluir en la caja cuadriculada de la «ciencia». Precisamente, es una de las preguntas que me han enunciado una y otra vez: ¿Cómo teniendo una formación científica crees en estas «cosas»? Mi contestación es sencilla: yo me informo y experimento en mi misma, del resultado, saco mis conclusiones. Me convierto en investigador, animal de experimentación, y evaluador. Al fin y al cabo es el laboratorio de mi propia vida. Los demás también me ayudan, al seguir mis sugerencias y obtener buenos resultados.

Me planteo la cuestión, experimento, observo resultados, busco alguna «teoría» que para mí lo explique. Hago predicciones según mi teoría, compruebo las predicciones experimentando una y otra vez y evalúo si concuerdan resultados y teoría. O mucho me equivoco o estoy describiendo las etapas del «método científico».

Si me preguntaras ¿qué entiendes tú por ÉXITO?, te diría que en lo que a mí se refiere, mi gran éxito ha sido darme cuenta del poder mental con que cuento sin haberlo sabido. Alcanzar este conocimiento y convencimiento a través de los maestros que me lo mostraron, y mis descubrimientos al ponerlo en práctica, han marcado un antes y un después en mi vida; por esta razón, si alguien me preguntara ¿cuál es tu capítulo preferido de este libro?, contestaría sin dudar, el capítulo 16.

Ahora bien, hemos hablado de emociones, pensamientos, sentimientos, y además contamos con un cuerpo físico que es el que «hace». Cabría preguntarse ¿quién es el dueño de todo esto en cada uno de nosotros? ¿Quién eres tú?, ¿Quién soy yo?

Montones de teorías para dar una respuesta más o menos acertada sobre la gran pregunta ¿QUIÉN SOY YO? Cuántas veces hemos leído sobre nuestro propósito en la vida, la misión que tenemos que realizar en este mundo. Pero yo me pregunto: ¿cómo voy a saber lo que he venido a hacer cuando nací, si ni siquiera sé quién soy?

A mi entender, «YO SOY» es el que abarca todo y se da cuenta de todo. El yo verdadero. Como una consciencia en sí misma, sabiduría plena, conocimiento pleno, funcionalidad plena. Mente de los budistas, Espíritu Santo de los cristianos, yo superior, consciencia divina, dios interior, maestro interior. Al parecer, se comportaría como un «testigo», «un observador».

Esta consciencia se reviste con un cuerpo (mi cuerpo físico), el cual es dirigido por algo llamado: «ego», «mente ordinaria» o «yo» con minúsculas. Sería el que «piensa de» mí y de todo cuanto me rodea. El que siente, el que decide lo que hace a través del cuerpo físico conforme a un tipo de personalidad que se fue conformando desde el nacimiento. Este yo, se da cuenta de que «se da cuenta». Es consciente, a diferencia de los animales que se dan cuenta pero no son conscientes de ello.

Comparo el cuerpo y la personalidad, con el traje o disfraz que me pongo para salir al escenario de la vida: vulnerable y cambiante. A mis pacientes que tras superar una primera fase de una enfermedad o lesión grave, se encuentran muy mal psicológicamente, con secuelas importantes en su cuerpo (amputaciones, falta de movilidad, pérdida de visión) o deterioros funcionales como parálisis de piernas, cardiopatías, etc., suelo hacerles ver estas diferencias. Y añado: *«ahora te toca elegir si seguir en el «baile de disfraces» con lo que queda sano o encerrarte en tu tristeza, impotencia y rabia».*

> Le ocurrió a Elena cuando sus riñones empezaron a fallar. Comenzó a sentirse una inútil, que no servía para nada a sus 44 años. A pesar de todo, fue capaz de montar una empresa, pues para la que trabajaba anteriormente no había sitio para una persona que faltaba tan frecuentemente a su puesto de trabajo como consecuencia de su enfermedad. Pero el miedo a no poder con el nuevo proyecto, junto con el miedo a terminar en diálisis y precisar un trasplante renal, la paralizaba el cuerpo y la mente. Se sentía muy cansada, triste y con las lágrimas a flor de piel.
>
> Elena: «Soy una mierda» me dijo.
> Yo: Pues yo veo una persona muy guapa, inteligente y activa (previamente me había contado lo que llevaba a cabo cada día).

Elena: Sí, pero la «procesión va por dentro».

Yo: Si ya sé a lo que te refieres, he leído tu informe médico y en el apartado del diagnóstico solo pone que padeces una enfermedad renal crónica. A no ser que a tu nefrólogo se le olvidara escribir «esta persona es una «mierda»».......nos echamos las dos a reír.

Comprendió lo que quería hacerle ver: se identificaba con su enfermedad.

Yo: Tus riñones si están a bajo rendimiento, TÚ no.

Elena: Gracias, esto me da fuerza para seguir hacia delante. Yo soy mucho más que mis riñones. Gracias.

Los niños tienen las cosas más claras:

MI BRAZO

En casa bien estaba hasta que yo me caí,
y entonces algo pasó: mi brazo me rompí.

Corriendo al hospital nos tuvimos que ir,
me encontraba mal al llegar allí.

A las doce de la noche al quirófano entré
¡Me «cagüen» la leche qué «bien» lo pasé!
En recuperación desperté.

A las dos de la mañana para la habitación «piré».
Mi brazo no me dolía,
dentro de poco saludaría al día,
con mucha alegría.

J.O.M. (11 años)

Lo mismo ocurre a nivel psicológico; en este caso nos identificamos con nuestros pensamientos basados en los propios miedos, y forjamos una personalidad que nos «defienda».

Generalmente los miedos se reducen a no sentirnos queridos, a ser juzgados, a tener que competir con otros para ser aceptados, a que nos presionen para ser exitosos, al maltrato físico y abusos de toda índole...

Esta personalidad que nos protege es a lo que nos referimos cuando hablamos de ego. Al ego se le ha venido denominando con múltiples términos, por ejemplo: «niño interior» del que habla Louise L. Hay o «cuerpo dolor» de Eckhart Tolle.

En el ejemplo de Elena, quien se siente una inútil no es su YO ESENCIAL o CONSCIENCIAL sino su «niña interior». Cuando la identificación con sus riñones desaparece, toma fuerza para poder dirigir su vida.

Hemos ido conformando nuestra personalidad a base de desarrollar mecanismos de defensa contra el sufrimiento físico y/o psíquico (soledad, desamparo, fracaso, etc.). Nuestra personalidad dirige nuestro pensar, nuestro sentir y nuestro actuar, impidiendo que nuestro verdadero YO pueda tomar la dirección de nuestro desarrollo. Pero pagamos un precio muy alto en lo que se refiere fundamentalmente a rebajar nuestra propia felicidad y salud. Dicho de otra manera, solo podemos estar en paz y disfrutar de la vida en la medida que dejamos de estar a la defensiva, y confiamos en nuestros propios dones.

El ego o nuestra personalidad egótica, no es algo malo, ni desdeñable, sin ello no habríamos podido seguir con vida; nos ha inducido a luchar por conservar lo propio, es decir, desde el bocadillo que nos quería arrebatar el compañero de clase, hasta la nota que nos merecíamos y el profe nos rebajaba «injustamente», el puesto de trabajo que nos rifábamos entre cinco finalistas en la entrevista de la empresa; o más importante aún, nos ha servido para poder sobrevivir con el dolor y sufrimiento que alguien pudo ocasionarnos aunque para ello tuviéramos que «enquistarlo».

Sin embargo el ego no ve más allá del éxito momentáneo, es posesivo, habla en términos de «mi»: mi marido, mis hijos, mi trabajo, mi, mi, mi; no alcanza a aceptar un «fallo» en los demás y mucho menos en nosotros mismos: somos nuestros peores jueces y lo llevamos a cabo por medio de pensamientos muy, pero que muy negativos y acciones expiatorias.

Por otro lado, el ego, desconoce por completo que los seres humanos estamos intrínsecamente unidos y que por tanto el éxito de los demás es nuestro propio éxito, y su fracaso nuestro propio fracaso.

Por tanto, permitir que nuestro ego tome el mando nos va a conducir progresivamente a comportarnos como víctimas, mártires y jueces. En casos muy extremos puede conducirnos a perder el control en las relaciones con padres, hermanos, pareja, etc. Así nuestra esencia, nuestro verdadero yo, sería nuestro polo positivo. Y nuestro ego el extremo negativo. Al ego se le llama también el «saboteador». Poseemos muchas «personalidades egóticas», muchos saboteadores:

SEÑORITA INSUFICIENTE

La «**señorita insuficiente**» es un ego cansado, ávido de conocimiento y experiencias, ha pasado mucho tiempo en la búsqueda de la «preparación», y ahora está… muy cansado.

La» insuficiente» siente ansiedad, pues se caracteriza por el «querer y no poder». Su vestido es discreto y lleva un bolso-maletín con mucho que estudiar, mucho que aprender. A la «insuficiente» le duelen las plantas de los pies de soportar tanto «saber».
Admira a la gente sabia.

Su expresión favorita es: «sujeta los caballos, aún no estás lista».

Suele aparecer cuando quiero poner en práctica alguna idea.

Tiene la habilidad de convencerme de lo «trabajoso» que será ponerla en práctica y, al fin y al cabo, ya hay mucha gente que lo hace y lo borda, pues está mucho mejor preparada.

Su temor secreto es «ser juzgada».

La» insuficiente» se siente muy pequeña en este mundo; es una «discreta» amapola en un paisaje con gran colorido lleno de flores preciosas con olor penetrante y agradable.

El valor más afectado, cada vez que aparece, es la libertad para expresar cuanto llevo dentro, tal como soy. En el fondo, su intención es evitar que yo «meta la pata», no sea valorada y por tanto me rechacen.

A la «señorita insuficiente» la quiero mucho, es la que más sufre de la casa; pero ya la tengo casi convencida, de que no hace falta envolver las ideas en grandes actos. Cada actuación generosa va teñida de ese saber y preparación. Le digo que la vida pregunta y solo hay que contestar. El mundo no juzga, es ella quien emite juicios de valor.

La tengo casi convencida de que es suficiente en sí misma, para ella y para los que vean lo positivo y negativo de ella. También le digo que viene bien soltar lastre: contar, escribir, sugerir, acompañar. En definitiva DAR….Tanto recibir «engorda».

Le agradezco su existencia pues, sin ella, no habría tenido los suficientes recursos intelectuales y psicológicos, para estar hablándole como lo estoy haciendo ahora, es más: la odiaría…

«Señorita insuficiente»: te amo.

Capítulo 10
DISTRÉS

Como decíamos la higiene mental contribuye a protegernos de los efectos del tan llevado y traído «estrés» en nuestra sociedad. Pero realmente ¿tenemos claro que es el estrés?

ESTRÉS (del inglés stress, 'tensión') es una reacción fisiológica del organismo, una respuesta normal ante cualquier circunstancia que percibimos como amenaza. Y ¿qué entiende el organismo por amenaza? Una amenaza no es ni más ni menos que un peligro para la integridad física o psíquica de quien lo sufre, o incluso el miedo a lo que creemos que constituye ese peligro. La respuesta es idéntica se trate de una amenaza (estresor) que aparece en el exterior (un jefe autoritario, un compañero al que no soporto, comportamiento de nuestros hijos, trabajo excesivo, pérdida de empleo, una explosión, temperaturas extremas o un animal salvaje) o una amenaza que sentimos dentro de nuestro cuerpo (enfermedad de cualquier órgano, falta de aporte de alimentos esenciales, falta de agua, etc...) o en nuestra mente (pensamientos negativos cuya emoción principal sea el miedo).

Como se puede ver son innumerables las razones por las que el organismo responde poniéndose en situación de lucha o de huida.

Fue Hans Selye en los años 30 el que observó que en todo paciente existían unos síntomas comunes, y al conjunto de estos lo denominó «síndrome de estar enfermo»: astenia (cansancio), anorexia (pérdida de apetito) y pérdida de peso.

Posteriormente se fueron estudiando los mecanismos de producción y así se vio que durante la «fase de estrés» se dan una serie de cambios es nuestro organismo:

- Predominio del sistema nervioso simpático: catecolaminas (adrenalina y noradrenalina) y del cortisol y encefalina. Los que producirían signos como dilatación de pupilas, apertura de los párpados, aumento de la frecuencia cardiaca, aumento de aporte sanguíneo en cerebro, corazón, y músculos, etc., (órganos necesarios para comenzar una lucha o huir) y disminución vascular en aquellos órganos que como la piel, el aparato digestivo o los riñones, en esos momentos no van a participar de forma activa.

- Aumento en sangre de glucosa, factores de coagulación, aminoácidos libres y factores inmunitarios.

Selye describió este «síndrome general de adaptación» como un proceso en tres etapas:

1. **Alarma de reacción:** cuando el cuerpo detecta el estímulo.

2. **Adaptación:** cuando el cuerpo toma medidas para defenderse o huir del estresor.

3. **Agotamiento:** cuando comienzan a fallar todos los mecanismos defensa.

El estrés por tanto constituye en sí mismo un mecanismo de adaptación y por tanto necesario en la vida diaria, es lo que se llama estado de «EUTRÉS»; ahora bien, si el estresor o la falta de adaptación a éste se mantienen de forma permanente, lo llamaríamos estado de «DISTRÉS» y es el que realmente constituye un factor de riesgo para la salud física, psíquica y de comportamiento; pues el individuo, de forma más o menos continua, permanece en estado de alerta sin vuelta a la situación de relajación o reposo.

Los estresores podemos clasificarlos según su cualidad en:

- FÍSICOS Y BIOLÓGICOS:

Temperaturas extremas, ruidos, vibraciones…Enfermedades de todo tipo según la causa: Vasculares, Digestivas, Tóxicas, Infecciosas, Inmunológicas, Tumorales, Traumáticas, Degenerativas, Metabólicas…

114

- PSICOLÓGICOS:

Miedo a perder algo que nos pertenece ya sea en el terreno de lo físico (dinero, salud, puesto de trabajo, casa, etc.) o en el emocional cómo perder a un ser querido especialmente los padres, hijos, pareja…

- LABORALES Y SOCIALES:

Exceso de trabajo, o trabajo que requiere mucho gasto energético físico, mental o emocional y aquellos puestos de trabajo donde la creatividad del individuo queda muy reducida. Celebraciones y acontecimientos sociales, emigraciones.

Por tanto cuando hablamos de estar estresados en realidad nos referimos a estar viviendo sometidos a un distrés durante más o menos tiempo y de mayor o menor intensidad.

El Dr. Horacio Verini, Jefe del Servicio de Endocrinología y Metabolismo del Hospital Español de Buenos Aires, junto a la psiquiatra María Cristina Echegoyen, profesora en la universidad de Buenos Aires, publicaron el libro: «Plántale cara al estrés y acaba con él», en el que podemos encontrar los síntomas que van produciéndose gradualmente ante un estrés mantenido en cada una de las áreas física, mental y del comportamiento.

MANIFESTACIONES DEL ESTRÉS MANTENIDO	
EN EL ÁREA FÍSICA	Aceleración del pulso Aumento de la tensión sanguínea arterial. Aumento de la sudoración Aumento de la frecuencia respiratoria Aumento del tono muscular Aumento de glucosa en sangre, aumento de colesterol y ácidos grasos. Sed Disminución del riego sanguíneo de la superficie corporal (palidez, caída del cabello) Digestiones lentas Alteración de la inmunidad Dolor u opresión en el pecho Falta de fuerzas.

EN EL ÁREA MENTAL	Miedo
	Fobia
	Ansiedad
	Nerviosismo
	Pensamiento rumiante
	Confusión
	Culpa
	Incapacidad para concentrarse
	Dispersión de la atención
	Trastornos de la memoria
	Angustia
	Frustración
	Indecisión inseguridad
	Insatisfacción
	Desinterés
	Fatiga
	Hipersensibilidad
	Irritabilidad
	Mal humor
	Alteración del pensamiento lógico
	Disminución del rendimiento intelectual
	Pérdida de creatividad
	Disminución de las manifestaciones afectivas
	Falta de afectividad
EN EL ÁREA DEL COMPORTAMIENTO	Alteración de la conducta alimentaria
	Pérdida del dinamismo
	Aumento de la aparición de errores
	Conductas automáticas, sin pensar
	Reacciones exageradas
	Alteraciones del habla
	Discurso confuso
	Tendencia a los accidentes
	Tendencia a las adicciones

Fuente: «Plántale cara al estrés y acaba con él». Horacio Verini y María Cristina Echegoyen.

Sin duda alguna, la mayoría hemos tenido uno o varios síntomas de mayor o menor intensidad, frecuencia y duración, y cualquier actividad física o mental encaminada al desarrollo personal consciente será muy importante en el manejo del estrés.

Estudios recientes han demostrado como el estrés influye en el envejecimiento. A su vez el envejecimiento de nuestras células viene codificado en nuestro ADN, concretamente en unas fracciones llamadas telómeros, colocados en los extremos de los cromosomas. Son secuencias de bases nitrogenadas, peldaños de la escalera del ADN, TTAGGG (timina timina adenina guanina guanina guanina) repetida una y otra vez cientos o miles de veces, llegando a tener una longitud concreta que se va acortando a medida que la célula se reproduce, lo que trae consigo el deterioro celular y la aparición de enfermedades relacionadas con el envejecimiento como son: enfermedades neurológicas degenerativas, osteoporosis, hipertrofia cardiaca, envejecimiento del sistema inmune, enfermedades cardiovasculares, endocrinológicas como la diabetes, etc. El alargamiento de los telómeros depende de una proteína llamada telomerasa, la cual revierte el envejecimiento celular y su reparación. Según algunos textos antiguos y autores coetáneos, los telómeros no permitirían vivir más de 120 años.

El estrés crónico, acorta los telómeros. No obstante además de esta codificación, hay otros factores que contribuyen al envejecimiento como los hábitos de vida no saludables tabaco, alcohol, dieta rica en azúcares y grasas «trans», sedentarismo, falta de sueño, etc., Pero hay una buena noticia, cuando cambiamos los hábitos, adoptamos medidas de gestión de estrés, y vivimos con una actitud optimista y positiva, el deterioro de los telómeros se revierte, rejuvenecemos y sanamos y podríamos tener mayor longevidad de la que nos han augurado. Por el momento solo se tienen referencias sobre una persona que vivió desde 1875 hasta 1975 y falleció a los 122 años y 164 días, la francesa Jeanne Calment.

De alguna forma, este libro habría sido concebido para ayudarte a elegir un estilo de vida que te permita vivir joven, sano y muchos años…sí, lo sé algo pretencioso por parte de la autora.

AUTORES Y LIBROS MAESTROS. SEGUNDA PARTE

1. Los tres iniciados. «El Kibalion».
2. Napoleón Hill. W. Clement Stone. «La actitud mental positiva. Un camino hacia el éxito»
3. Norman Vincent Peal. «EL Poder del Pensamiento Positivo».
4. Neale Donald Walsch. «Conversaciones con Dios»
5. Louise L. Hay. «Usted puede sanar su vida»
6. Eckhart Tolle. «El poder del ahora»
7. Dr. Horacio Verini, Dra. María Cristina Echegoyen. «Plántale cara al estrés y acaba con él».
8. Greg Braden. «Humanos por diseño».
9. Los telómeros y la telomerasa. https://es.khanacademy.org/science/biology/dna-as-the-genetic-material/dna-replication/a/telomeres-telomerase

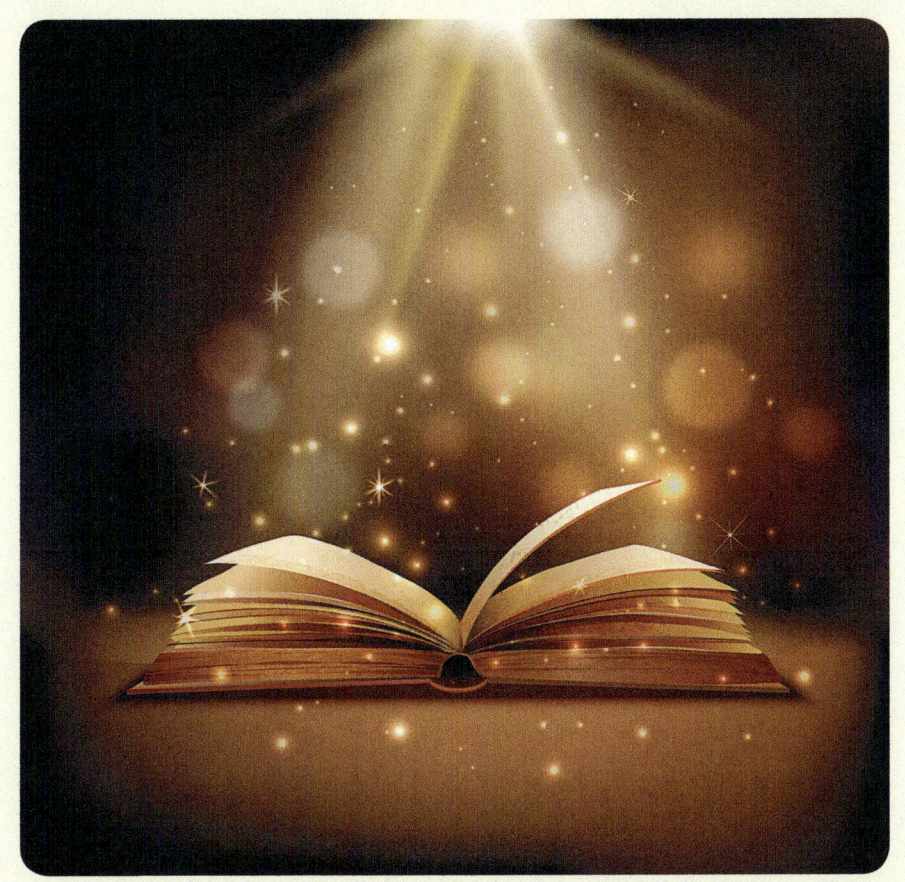

GUÍA
práctica

TERCERA PARTE

Hasta ahora hemos hecho un repaso de la energía humana, y como sus bloqueos ocasionan desequilibrio en todas las facetas del ser humano. También hemos viajado con nuestras emociones por nuestra mente. Puedes haberte dado cuenta de tus propios bloqueos, puedes incluso haberte visto reflejado en los ejemplos que te he mostrado. Habrás observado pensamientos y creencias poco saludables; y cabe la posibilidad de que te hayas comprometido contigo mismo a mejorar tu energía y gozar de salud. Es ahora cuando surgen preguntas tales como ¿qué he de hacer para desbloquear? ¿Tengo que realizar un diagnóstico exhaustivo de cada chakra? ¿Tengo que ir sanando cada aspecto por separado?

Pues estás de enhorabuena pues la respuesta a todas estas preguntas es un NO rotundo. Es mucho más fácil que todo eso que cabría plantearse. No obstante me ha resultado bastante dificultoso mentalmente ir desmenuzando cada aspecto de los tratados en este libro y mucho más aún, hacerlo de una forma sencilla para la comprensión y el posible aprendizaje para llevar a la práctica. Todo lo que somos está tan intrínsecamente unido que una disfunción en algún terreno ha de llevar unido inexcusablemente un cambio en todo lo demás. Cada desequilibrio es el resultado de varias causas y por tanto ha de ser tratado desde todos los «frentes». Así mismo cada emoción, pensamiento, palabra o acto positivo, modificará de forma saludable nuestra vida.

A continuación te expongo las actividades que favorecen el bienestar en todos los aspectos, para que tu vida se transforme en VIDA. Si todo lo que te propongo ya lo llevas a cabo y te sientes genial, por favor cierra el libro y sigue con tus rutinas. Si por el contrario encuentras que tienes que cambiar alguna actitud o hábito poco saludable, piensa que todo es posible, ¡AHORA!

Revisa y detente en aquella actividad que consideres más fácil de modificar, que te sientas más atraído, o simplemente que te agrade; yo te aconsejo que comiences por algo que te parezca sencillo pues verás cambios rápidos, y eso anima a seguir. Cada cambio traerá consigo una nueva consciencia de tu vida, que te impulsará a otro cambio y así sucesivamente. Permítete disfrutar del proceso que se irá dando en ti: una auténtica metamorfosis.

Si tienes alguna enfermedad diagnosticada y requieres tratamientos y seguimiento médico, consulta antes de realizar algunas propuestas, por tu cuenta. Igualmente, si a pesar de hacer cambios en tu estilo de vida no llegas al máximo que te propones, no dudes en pedir ayuda a especialistas, en el área que te encuentres con mayores dificultades para superarlo por ti mismo. Esta guía no es más que eso, una «guía».

No te pongas fecha para lograr objetivos, pues te recuerdo que estamos en un sistema energético que no entiende de tiempo lineal. Habrá circunstancias que tardes en sanar dos días y otros dos años. Eso no importa ahora; lo importante es comenzar, y desde la confianza. Vas a poder comprobar que cada una de las actividades que aquí se tratan, influirán directamente en el funcionamiento físico, mental y emocional así como en el terreno de tus relaciones: familiares, laborales, de amistad o de pareja, e incluso en la esfera existencialista. ¡A ver qué te parece!

Capítulo 11

RESPIRACIÓN

Vivo consciente…

> A lo largo del día, realiza pausas para **respirar de forma consciente**:

- Estira tu columna (sentado o de pie)

- Deja tus brazos caídos

- Echa hacia atrás los hombros

- Cierra los ojos

- Haz tres respiraciones completas tranquilamente

- Contempla como entra y sale el aire de tus pulmones sin más…

> …ahora sigue con lo que estabas.

Lo primero que hiciste al llegar a este mundo fue respirar. Una potente inhalación (inspiración) permitió la entrada de una bocanada de aire a tus pulmones por primera vez en tu existencia fuera de tu madre; a esta primera vez le han sucedido una media de 10 inspiraciones por minuto y así será hasta que te mueras. El abandono de tu cuerpo irá acompañado de una última exhalación (espiración).

Decir respiración, por tanto es decir vida. No existe la vida sin respiración. Al realizarse de manera automática, no reparas en ella ni le das la importancia que se merece.

Todas y cada una de las células que forman tu organismo necesitan oxígeno para llevar a cabo sus diferentes funciones según el órgano al que pertenezcan. Este gas (O_2) está en el aire, penetra a través de la nariz o la boca, pasa por la laringe a la tráquea, luego a los bronquios, y ya en los pulmones, recorriendo todo el árbol respiratorio, llega a los alveolos donde se realiza el paso a la sangre, la cual distribuirá el oxígeno a todo el cuerpo, transportado por los glóbulos rojos, formando parte de la hemoglobina. Todo ello se realiza durante la INSPIRACIÓN.

En sentido opuesto, el gas que resulta del metabolismo celular y que hay que eliminar es el anhídrido carbónico (CO_2), que será vehiculado igualmente por la sangre hasta los pulmones entrando en los alveolos y en el árbol respiratorio de nuevo para salir de tu cuerpo a través de nariz o boca. En este caso hablamos de ESPIRACIÓN.

RESPIRACIÓN = INSPIRACIÓN /ESPIRACIÓN

Desde que naces hasta que te mueres, este ciclo inspiración/espiración se repite una y otra vez, permanentemente, estés despierto o dormido.

Una persona sana lleva a cabo entre 8 y 12 ciclos por minuto o lo que es lo mismo, ventila de 8 a 12 veces cada minuto. Pongamos 10 respiraciones, término medio, en una hora respiramos 600 veces, y en un día 14.400. Multiplica por 365 y verás las veces que tus pulmones inspiran y espiran en un año, y sin que te des cuenta la mayor parte de las veces.

Una paradita de 2-3 minutos, te induce un estado de coma, y si se prolonga más de 6 minutos, la muerte cerebral.

A parte de que la respiración constituye la base absoluta para el funcionamiento de todo nuestro organismo, cumple otras funciones que quizás no te imaginas.

Por ejemplo, existe una clara relación entre la forma de respirar y nuestro estado mental y emocional. Una respiración rápida, poco profunda, te induce estados de nerviosismo, agitación, embotamiento mental y falta de energía. Tus músculos se contraen produciendo las típicas contracturas (carpopodales: muñecas y tobillos) y el consabido dolor de cabeza, cuello o espalda. El corazón late más deprisa (palpitaciones), y a la larga se mantiene un estado de excitación mental que provocaría insomnio, agresividad, etc.

Por el contrario un hábito de respiración eficaz cumple con los objetivos de oxigenación perfecta de todos los sistemas, serena la mente favoreciendo la concentración y la eficacia en tus tareas, ya seas albañil, transportista, cocinero, abogado o jardinero… y mantiene tu musculatura relajada, lista para el trabajo que se requiera realizar; el corazón late sosegadamente y se favorece un sueño profundo y reparador. En consecuencia vivirás con más energía y salud si haces de tu respiración tu aliada.

¿Respiramos bien?

Podemos decir que respirar bien implica utilizar nuestros pulmones de manera completa, utilizar nuestra capacidad vital respiratoria con la mayor eficacia. No obstante, siempre queda un remanente tanto en la inspiración como en la espiración.

Eso quiere decir llenar la parte baja de nuestros pulmones (respiración abdominal), la parte media (respiración torácica) y la parte alta o vértices pulmonares (respiración clavicular).

Ahora obsérvate:

Siéntate con la espalda derecha, una mano en el abdomen y la otra en el pecho. Cierra los ojos y observa tu respiración. Observa lo que ocurre con las manos en cada inspiración; verás si se mueve la mano empujada por el abdomen (llenado del tercio inferior pulmonar) o por el tórax con los músculos de las costillas (tercio medio pulmonar) y si se desplazan los hombros hacia arriba y un poquito hacia atrás (llenado de los vértices pulmonares).

Observa durante unos minutos sin interferir. Tómate el tiempo que consideres oportuno. Si cualquiera de tus manos o tus hombros permanecen inmóviles o se mueven poco, es que tu respiración es incompleta, no es la mejor que puedes realizar.

RESPIRACIÓN COMPLETA

Se comienza a respirar dilatando el vientre, a continuación sin parar, se expande el tórax y por último la parte alta próxima a los hombros.

Constituye una inspiración ininterrumpida, amplia y profunda dónde el aire baña todos nuestros pulmones ampliando la superficie que da paso del oxígeno a la sangre.

En cuanto a la espiración se realiza de manera automática. No te preocupes por ella y no tengas prisa por comenzar una nueva inspiración. Nuestro cuerpo sabe muy bien cómo hacerlo.

Muy pocas personas respiran de forma adecuada, si tú eres una de ellas salta al siguiente apartado pero si no lo haces bien, es decir, si tu respiración es insuficiente, te sugiero que te entrenes durante unos días siguiendo los consejos de la práctica de este tema. Llegará el momento en que, de manera involuntaria, respires eficazmente la mayor parte del día.

RESPIRACIÓN CONSCIENTE

Respirar de forma consciente no es otra cosa que poner la atención en la respiración; observando como entra el aire por las fosas nasales, sintiendo como se llenan tus pulmones, y observar cómo sale el aire de nuevo a través de tu nariz. Solo eso: observar y sentir. Percatarte de lo que está ocurriendo mientras respiras. Es la mejor forma de «saberte» vivo, la mejor manera de conectarte a este mundo.

Se sabe desde hace miles de años que la respiración consciente transforma la vida pues te permite ampliar tu consciencia, es decir darte cuenta en mayor medida de lo que sucede dentro y fuera de ti, y vivirlo en el momento presente que, al fin y al cabo es en el que te encuentras.

Cuando estés estresado por alguna circunstancia de tu trabajo, en medio de una discusión acalorada, o sientas miedo ante una circunstancia etc., comienza en ese mismo momento a respirar conscientemente y cambiarás tu estado de ánimo, y ¡curiosamente! puede que incluso cambie la situación que estás viviendo. Quizás te resulte difícil de creer. ¡Prueba!

Un experto en el estudio de la respiración fue el Maestro Pantanjali (yogui del siglo III a.C.). Él habla de tres fases en la respiración: la inspiración, la espiración y las pausas entre una y otra.

Dependiendo de la duración de cada una de estas fases podemos tener resultados diferentes en nuestra mente y nuestro cuerpo.

Decíamos que lo interesante es no interferir en la respiración, solo observar y sentir. Observa y siente lo que ocurre mientras pasa el aire por la nariz o la boca, la garganta, como se expande el tórax y el abdomen y cuanto sucede de forma inversa. Ahora podemos cambiar el ritmo de nuestra respiración voluntariamente simplemente contando 1,2, 3….durante cada fase. De esta forma podemos tener distintas pautas para obtener resultados diferentes, por ejemplo activarnos o tranquilizarnos, etc…

Es interesante comprobar que mientras observas tu respiración a la vez que vas contando la pauta elegida, tus pensamientos desaparecen, y por tanto tu mente se serena, y si esto ocurre, tus músculos se relajan…

No pretendas hacerlo bien desde el primer momento. Llevas respirando de una forma determinada muchos años, y ahora vas a cambiarlo; necesitas entrenamiento.

PRÁCTICA: APRENDO A RESPIRAR

EJERCICIOS DE RESPIRACIÓN ABDOMINAL

Antes de empezar toma asiento o túmbate cómodamente, coloca una mano encima de tu vientre y la otra encima del tórax y disponte a pasar unos minutos contigo mismo.

Comienza vaciando al máximo los pulmones, espirando por la nariz o la boca... Ahora inspira lenta y profundamente por la nariz y haz que el abdomen se eleve lenta y rítmicamente, sin mover el tórax. Espira por la boca, el abdomen se contrae y desciende lentamente, sin mover el tórax... Inspira lentamente, el abdomen se dilata y se expande rítmicamente... Siente como la mano que está en el abdomen se eleva... Espira... el abdomen desciende y se contrae lenta y profundamente. Siente ahora como la mano desciende. Inspira... el abdomen arriba... Espira...el abdomen desciende. Ahora pon tu atención en el movimiento del abdomen y sigue practicando durante unos pocos minutos. Observa las sensaciones que te produce esta forma de respirar...

Comprobarás que lo aprendes a hacer fácilmente.

EJERCICIOS DE RESPIRACIÓN ABDOMINAL Y COSTAL

Ahora vas a mover también el tórax. De nuevo pon una mano en el abdomen y otra en el tórax. Vas a elevar abdomen y tórax en un solo movimiento, lento, continuo y unificado de forma ininterrumpida.

Comienza espirando el aire por la nariz o si te es más cómodo por la boca. Inspira y expande el abdomen y de forma ininterrumpida, expande el tórax, las costillas...Espira por la nariz o la boca y desciende primero el abdomen... y de forma ininterrumpida el tórax, Inspira se expande abdomen......tórax...Espira, desciende el abdomen...el tórax...

Observa las sensaciones que te produce esta forma de respirar...

EJERCICIOS DE RESPIRACIÓN COMPLETA: ABDOMINAL, COSTAL Y CLAVICULAR

Comienza espirando el aire por la nariz o si te es más cómodo por la boca. Inspira y expande el abdomen y de forma ininterrumpida expande el tórax, las costillas y a continuación eleva la zona alta o clavicular, ligeramente los hombros. Espira lenta y profundamente por la nariz o la boca, desciende el abdomen, el tórax y la zona alta. Repite el ejercicio durante unos minutos.

Observa las sensaciones que te produce esta forma de respirar...

Ensaya este tipo de respiración para aprenderla de manera que al practicarla cada día se grave en tu inconsciente y puedas realizarla fácil y frecuentemente, en cualquier postura u circunstancia: caminando, en el trabajo...

Dependiendo de la duración de cada una de estas fases podemos tener resultados diferentes en nuestra mente y nuestro cuerpo. A continuación, tomados del libro de John Selby: «Siete maestros, un camino», te expongo algunos cambios, que puedes introducir en la respiración completa para conseguir diferentes efectos.

ESTRATEGIA PARA EQUILIBRAR TU RESPIRACIÓN:
Una pauta sencilla es la llamada PRANAYAMA que consiste en contar hasta 4 durante la inspiración y contar hasta 4 en la espiración.

Inspira 1, 2, 3, 4 espira 1. 2. 3. 4...Repetir 8 ciclos.

EQUILIBRAR LA RESPIRACIÓN CONTENIDA:
En este caso se introducen dos pausas reteniendo el aire al final de la inspiración y al final de la expiración:

Inspirar 1, 2, 3, 4. Retener 1, 2. Espirar 1, 2, 3, 4. Retener 1, 2.

Al respirar de esta manera sentirás otras experiencias más agradables aun.

ESTRATEGIA PARA DESPERTAR O ACTIVARSE:

Esto se consigue aumentando la oxigenación cerebral. Par ello la pauta sería:

Inspira 1, 2, 3, 4, 5, 6 retiene 1, 2, 3, 4 espira 1, 2 y retiene 1, 2.

Al comenzar a ensayar este tipo de respiración puedes sentir cierto mareo por el mayor aporte de oxígeno a un cerebro poco acostumbrado, no fuerces el número de ciclos. Ve poco a poco.

ESTRATEGIA PARA RELAJARSE O CALMARSE:

Inspira 1, 2 retienes 1, 2, espira 1, 2, 3, 4, 5, 6, retienes 1, 2, 3, 4.

Puedes realizar hasta 10 ciclos. Siempre cuando te sientas bien, mínimo 6 ciclos.

Fuente: «Siete maestros, un camino». John Selby.

RESPIRACIÓN CONSCIENTE EN MOVIMIENTO

Mientras te das un paseo o acudes a tu trabajo puede experimentar la vivencia de tu respiración consciente mientras caminas. Consiste en observar tu respiración, y sin introducir ningún cambio puedes ir pensando «inspiración» «espiración»,…«inspiración» «espiración»,….. «inspiración» «espiración».

Cuando lo veas oportuno pon tu atención en lo que vas sintiendo en:

Pies…...rodillas…...caderas….columna vertebral….brazos….abdomen….pecho….cuello…cara…frente…

Puedes acompañar esta experiencia contando los pasos: 1- 2, 1- 2, 1- 2, al ritmo que mejor se adapte a tu respiración…No fuerces….solo experimenta y siente.

RESPIRACIÓN CONSCIENTE A LO LARGO DEL DÍA

Cuando consigues vivir introduciendo respiraciones conscientes a lo largo del día, tu vida cambia por completo. La respiración consciente es lo único que nos hace vivir el presente, donde únicamente SOMOS con nuestros sentimientos y nuestra experiencia de la realidad. Vivimos intensamente cada presente y anulamos así los sufrimientos y angustias del pasado y del futuro. Por supuesto que puedes traer a tu mente el pasado cuando tú quieras y que puedes pensar en tu futuro cuantas veces gustes, pero, de lo que se trata es de que esos recuerdos, ambiciones o miedos ante el futuro, no te produzcan dolor o ansiedad; pues al fin y al cabo solo existen en nuestra mente.

 Si disfrutas con un recuerdo, ¡perfecto!, pero si un recuerdo te hace sufrir, vuelve a la respiración consciente para anclarte en el presente. Si anhelas impaciente un futuro que no acaba de llegar puedes sentirte muy estresado, angustiado; vuelve al presente respirando conscientemente. Si pensar en lo que te puede llegar te produce dudas o incluso miedo paralizante, es el momento de observar tu respiración......serenar tu mente y sentirte AQUÍ y AHORA.

El cambio que se produce en tu vida solo puedes comprobarlo por ti mismo.

Te invito a que entrenes cada una de las pautas para que llegado el momento de ponerlas en práctica sepas perfectamente realizarlas de manera voluntaria pero sin esfuerzo. ¿Quieres experimentar? Tú puedes cambiar tus sentimientos y experiencias. ¡Merece la pena!

Capítulo 12

HIDRATACIÓN

Vivo consciente…
Si sientes **SED**… ¡Bebe **AGUA!**

El agua es el componente principal del cuerpo humano representa el 60% del peso corporal en hombres adultos, y un 50-55%, en mujeres debido a que estas, poseen más proporción de grasa corporal cuyo contenido en agua es mucho menor. El cerebro y los músculos son aproximadamente un 75% agua, la sangre y los riñones un 81%, el hígado un 71%, los huesos un 22% y el tejido graso un 20%.

El agua interviene en muchas funciones de nuestro organismo. Es el componente mayoritario de las células salvo las del tejido adiposo. Conduce los nutrientes a las células del cuerpo y retira los residuos o sustancias de desecho. Ayuda a regular la temperatura corporal haciendo que el calor vaya hacia la piel y ésta lo elimine en forma de sudor.

La cantidad de agua total del cuerpo y el equilibrio entre lo que se bebe y lo que se pierde, está perfectamente regulado por distintos mecanismo de excreción y la sed, la cual constituye el más importante estímulo para que bebamos agua.

El agua es imprescindible para la vida y sin ella solo se puede sobrevivir unos pocos días. Por tanto hay que mantener una adecuada hidratación, lo que es esencial para nuestro bienestar y salud puesto que el agua se utiliza en todo nuestro organismo.

LO QUE HACE EL AGUA EN NUESTRO CUERPO

- Transporta los hidratos de carbono, proteínas, vitaminas, minerales, otros nutrientes esenciales y oxígeno, a las células para que puedan producir la energía necesaria para vivir. Posteriormente se encarga de facilitar la eliminación de las sustancias de desecho.

- Una hidratación adecuada, es fundamental para el correcto funcionamiento cerebral, pues sin ella, comenzaríamos a perder la concentración, hasta llegar a una situación de pérdida de consciencia en los casos graves y por último la muerte.

- En el aparato digestivo, el agua es necesaria en la disolución de nutrientes, y su absorción a la sangre para llegar hasta las células. Si no se bebe suficiente agua, los procesos digestivos se realizan lentamente sintiendo el malestar de las digestiones pesadas, y además puede ser la causa de estreñimiento crónico.

- El sistema cardiovascular precisa el agua tanto para el propio funcionamiento, como para mantener la presión arterial adecuada que permita al oxigeno llegar hasta todos los tejidos y vísceras: cerebro, músculos, riñones etc.

- Los riñones regulan los niveles de agua del cuerpo aumentando o reduciendo la cantidad de orina, necesaria para eliminar residuos, tóxicos, fármacos y nutrientes no necesarios. Además participa en el metabolismo de minerales como el sodio, el potasio, etc. Por el riñón pasan aproximadamente 180 litros de líquidos cada día, se filtra, y vuelve a la sangre. Solo eliminamos de 1 a 1.5 l/día aproximadamente. (Esta cifra es variable según lo que se beba, o se pierda en forma de sudor, respiración, heces etc.).

- En el sistema osteoarticular, entre un 70 y un 75% del músculo está compuesto de agua por tanto sin un balance adecuado de agua, éstos no funcionan bien y el rendimiento físico se minimiza, sintiendo cansancio con muy poca actividad física. El agua actúa como lubrificante para las articulaciones, ayuda a protegerlas.

Diariamente perdemos 1 litro en la orina, 0.8 litros por piel y respiración y 0.2 litros con las heces. Estas cantidades hay que reponerlas para mantener un equilibrio. Pero las necesidades varían con la edad, el clima, el ejercicio físico, enfermedades que favorecen las pérdidas etc.

VALORES DE REFERENCIA PARA LA INGESTA TOTAL DE AGUA

Rango de edad	Ingesta diaria total recomendada de agua
Bebés	
0-6 meses	680 ml/día o 100-190 ml/kg/día. A partir de la leche materna
6-12 meses	0.8-1.0 l/día. A partir de la leche materna y alimentos y bebidas complementarias
1-2 años	1.1-1.2 l/día
Niños	
2-3 años	1.3 l/día
4-8 años	1.6 l/día
Adolescentes	
9-13 años - Niños	2.1 l/día
9-13 años - Niñas	1.9 l/día
14-18 años- Niños	2.5 l/día
14-18 años - Niñas	2.0 l/día
Adultos	
19-70 años - Hombres	2.5 l/día
19-70 años - Mujeres	2.0 l/día
Casos especiales	
Mujeres embarazadas	2.3 l/día
Mujeres lactantes	2.7 l/día

Fuente: http://www.europeanhydrationinstitute.org/ European Hydration Institute (EHI): fundación creada con el fin de avanzar y profundizar en el conocimiento acerca de la hidratación humana y sus efectos sobre la salud, el bienestar y el rendimiento físico y cognitivo.

Es importante saber que existen momentos y actividades que requieren un cuidado especial en cuanto a la hidratación se refiere.

Hemos hablado de la importancia del agua a nivel cerebral y aunque el cerebro representa sólo un 2% del peso corporal, recibe un 20% del flujo sanguíneo. Cuando el cuerpo está deshidratado, la sangre que llega al tejido cerebral es menor, y por tanto, menor el oxígeno y nutrientes necesarios para su funcionamiento. Ello conlleva una dificultad en la concentración, en el estado de alerta, y se puede notar cansancio o incluso dolor de cabeza. Esto es importante a la hora de estudiar, conducir, en todo trabajo que requiera concentración. Muchos factores, como por ejemplo una mayor carga de trabajo, el estrés, la distancia entre el lugar de trabajo y el hogar, los ambientes con aire seco debido al aire acondicionado o a la calefacción, pueden afectar el funcionamiento normal del cuerpo y aumentar la pérdida de agua incluso cuando no sudemos de manera evidente.

Otro momento crítico es aquel en que se está llevando a cabo actividad física, ya sea realizando ejercicio físico en actividades deportivas o si se realiza trabajos manuales duros; en estos casos es verdaderamente importante mantener el equilibrio de agua en el organismo sobre todo cuando la actividad se prolonga durante más de 30 minutos.

Durante el ejercicio se debe beber regularmente, pero la frecuencia de la ingesta y la cantidad adecuada dependerán de muchos factores como la intensidad y duración del ejercicio, temperatura y humedad (los deportes exteriores deben realizarse pronto por la mañana o al atardecer, y es recomendable evitar esfuerzos físicos innecesarios durante las horas más calurosas del día). Con el sudor no solo se pierde agua, también se pierden sales minerales lo que favorece aún más el cansancio y bajo rendimiento, es por ello que se aconseje consumir bebidas isotónicas que son aquellas que, junto con el agua, ofrecen sales minerales en la misma proporción que están en la sangre.

El mecanismo de alerta de la necesidad de reponer el agua perdida, es la **SED**, pero no siempre lo reconocemos, incluso la confundimos con hambre o «necesito algo pero no sé qué»; niños y ancianos no son conscientes de esta necesidad, y son sus cuidadores quienes han de aportarle agua sin esperar a que la pidan, o muestren síntomas de deshidratación. Consideración especial merecen los menores de 3 años y las personas con demencia u otras enfermedades que condicionen niveles de consciencia bajos.

Me parece tan importante este tema que, aunque no es un manual sobre síndromes o enfermedades, considero que puede ser de gran ayuda hablar un poquito de deshidratación ya que todos hemos pasado por ella en menor o mayor medida.

DESHIDRATACIÓN

Las **causas de deshidratación** son:

- Falta de aporte suficiente de agua.

- Pérdidas superiores a las normales.

- Enfermedades del riñón: principal órgano que regula el metabolismo del agua.

- Pérdidas por la piel: aumento las características físicas del individuo como son el peso y tipo de sudor. En climas muy cálidos y de la sudoración, quemaduras…

- Pérdidas por aparato digestivo: vómitos, diarrea…

- Pérdidas pulmonares: trastornos de la respiración.

- Hemorragias de cualquier tipo.

La deshidratación puede ser **leve, moderada o grave** dependiendo de la cantidad de líquido corporal que se haya perdido o que no se haya repuesto. Cuando es grave, constituye una emergencia potencialmente mortal.

DESHIDRATACIÓN

1. Deshidratación leve: déficit del 5%

- Escasa temperatura cutánea
- Fontanelas hundidas
- Ojos hundidos
- Sequedad de mucosas (boca, nariz, conjuntiva.)

2. Deshidratación moderada: déficit del 5% al 10%

- Letargia (dificultad para concentrarse, para pensar...)
- Taquicardia (Palpitaciones)
- Presión arterial baja (Sensación de mareo y pérdida de fuerza)
- Disminución de orina

3. Deshidratación grave: déficit superior al 10%

- Palidez
- Flaccidez
- Pulso rápido y débil
- Hipotensión severa
- Escasa o nula orina
- Colapso vascular y Shock.

En los casos de deshidratación leve y moderada se puede realizar hidratación oral salvo que no se tolere y se vomite; sin embargo en casos graves la hidratación ha de ser intravenosa por profesionales de la salud.

Se calcula que una pérdida entre el 1% y el 2%, de agua alerta a nuestro cerebro con la respuesta de la sed, sin embargo, los efectos de esa pérdida ya se han hecho notar con anterioridad.

Las actividades cotidianas que podemos realizar provocan deshidratación leve y afecta más a las mujeres que a los hombres; las consecuencias son fatiga, problemas de concentración y reducción de otras capacidades cognitivas, dolor o sensación de peso en la cabeza, alteración del estado de ánimo, incluso somnolencia… y todo esto puede ocurrir sin que se sienta necesidad de beber.

El color de la orina es una de las mejores maneras de conocer nuestro estado de hidratación. Por tanto, es importante fijarse. Una orina del color de la paja (hierba seca), indica una buena ingesta de líquidos; cuanto más oscura sea, como el cognac (bebida alcohólica), más líquido se debe ingerir.

Los refrescos aportan calorías en forma de azúcares, siendo la hidratación menor, además de favorecer el sobrepeso si se consumen regularmente. Por tanto, podemos afirmar con total rotundidad que el mejor aporte de líquido para hidratarse es el **AGUA** para el consumo humano no envasada o el agua mineral.

Capítulo 13
ALIMENTACIÓN

Vivo consciente…
Si sientes **HAMBRE VERDADERA, ¡COME ALIMENTOS SALUDABLES!**

HIDRATOS DE CARBONO	GRASAS	PROTEINAS
Fruta fresca	Aceite oliva, Aceite de lino	Pescado
Verdura	Carnes	Carne
Cereales integrales	Lácteos	Mariscos
Pan integral	Pescado azul (caballa, salmón, arenques, atún)	Huevos
Arroz integral	Frutos secos (nueces, avellanas, almendras pipas de calabaza).	Suero de leche
Legumbres		Soja
		Yogures
		Quesos blancos de oveja y cabra

Elige los que te agraden en ese momento, mastica despacio hasta la trituración completa y saborea; deja de comer cuando el hambre haya cesado. (No necesitas llenar tu estómago hasta dificultar la respiración).

Procura tener un horario estable y adecuado a tus circunstancias personales en relación al sueño, trabajo, ejercicio físico, etc.

Si tienes un «desastre» de alimentación, con alteraciones antropométricas o en tus análisis médicos, y no sabes por dónde empezar, ¡PIDE AYUDA!

Para comenzar a hablar de la alimentación me parece oportuno definir algunos conceptos cuyo significado ha dejado de estar claro, por la utilización errónea de los términos. No puedo pasar por alto nociones de nutrición indispensables en cualquier guía. Terminaré hablando sobre las recomendaciones dietéticas que «han demostrado» ser beneficiosas para mantenernos sanos.

NUTRIENTE: sustancia orgánica o inorgánica de los alimentos, que se digiere y absorbe por el organismo, para luego ser utilizada en el metabolismo. Es decir: son las sustancias de los alimentos que realmente necesitamos, pues nuestro cuerpo no puede sintetizarlos.

«El hombre para mantener la salud desde el punto de vista nutricional necesita consumir a través de los alimentos aproximadamente 50 nutrientes. Junto con la energía o las calorías, obtenidas a partir de grasas, hidratos de carbono y proteínas, el hombre necesita ingerir con los alimentos 2 ácidos grasos y 8 aminoácidos esenciales, unos 20 minerales y 13 vitaminas».

Fuente: «La dieta equilibrada, prudente o saludable»
Dirección general de salud Pública y Alimentación. Comunidad de Madrid.

ALIMENTO: sustancia nutritiva que toma un organismo o un ser vivo para mantener sus funciones vitales.

Por ejemplo: la leche es el alimento fundamental de los bebés; las plantas toman su alimento por las raíces, etc.

DIETA: régimen alimenticio. Todos los alimentos consumidos diariamente en el curso normal de la vida. Cada día realizamos una dieta diferente, salvo que comamos los mismos alimentos. Algunas enfermedades requieren un régimen alimenticio específico. La dieta nutricionalmente suficiente y equilibrada debe incluir el aporte de las sustancias necesarias para que podamos llevar a cabo todas las funciones metabólicas y actividades cotidianas.

NUTRIENTES

HIDRATOS DE CARBONO - GLUCIDOS - SACÁRIDOS - AZÚCARES - CARBOHIDRATOS

Son la más importante fuente de energía en el mundo. Representan el 40-80% del total de la energía ingerida, dependiendo, claro está, del país, la cultura y el nivel socioeconómico.

Tienen importante **FUNCIÓN ENERGÉTICA,** poder edulcorante y capacidad de conservar alimentos.

CLASIFICACION DE LOS HIDRATOS DE CARBONO

1.- Según la complejidad de su estructura química:

MONOSACÁRIDOS

Son los carbohidratos de estructura más simple. Destacan:

Glucosa: Se encuentra en las frutas o en la miel. Es el principal producto final del metabolismo de otros carbohidratos más complejos. En condiciones normales es la fuente exclusiva de energía del sistema nervioso, se almacena en el hígado y en el músculo en forma de glucógeno.
El glucógeno es la principal reserva de carbohidratos en el organismo. Se almacena en el hígado y el músculo, en una cantidad que puede alcanzar los 300 – 400 gramos. El glucógeno del hígado se utiliza principalmente para mantener los niveles de glucosa sanguínea, mientras que el segundo es indispensable como fuente de energía para la contracción muscular durante el ejercicio, en especial cuando este es intenso y mantenido.

Fructosa: Se encuentra en la fruta y la miel. Es el más dulce de los azúcares. Después de ser absorbida en el intestino, pasa al hígado donde es metabolizada a glucosa.

Galactosa: No se encuentra libre en la naturaleza, es producida por la hidrólisis de la lactosa o azúcar de la leche.

DISACÁRIDOS

Son la unión de dos monosacáridos, uno de los cuales es la glucosa.

Sacarosa (glucosa + fructosa): es el «azúcar» común o azúcar refinado, obtenido de la remolacha y del azúcar de caña.

Maltosa (glucosa + glucosa): raramente se encuentra libre en la naturaleza.

Lactosa (glucosa + galactosa): es el azúcar de la leche.

POLISACÁRIDOS

La mayoría de los polisacáridos son el resultado de la unión de unidades de monosacáridos (principalmente glucosa). Algunos tienen más de 3.000 unidades. Son menos solubles que los azúcares simples y su digestión es más compleja.

Almidón: es la reserva energética de los vegetales, está presente en los cereales, tubérculos y legumbres.

Polisacáridos no amiláceos: se encuentran en la pared celular vegetal y son por ejemplo la celulosa, hemicelulosa y pectina.

2.- Según la procedencia:

Azúcares intrínsecos: son los «saludables» y se obtienen de plantas.

Azúcares extrínsecos: son los que añadimos a los alimentos que ingerimos y son «no saludables».

3.- Según la asimilación por nuestro cuerpo:

Asimilables: almidón y azúcares solubles.

No asimilables: fibra

4.- Según la absorción:

De absorción rápida: todo tipo de líquidos que contengan alcohol, aperitivos, azúcar, caramelos, refrescos, harinas, mermeladas, miel, pan blanco, etc.

De absorción lenta: frutas, verduras, cereales completos y sus harinas (centeno, trigo, cebada, avena, etc.) arroz integral y legumbres (garbanzos, alubias, lentejas, guisantes,…)

Para saber la velocidad con que se absorbe un glúcido se calcula lo que llamamos el Índice **Glicémico** tomando como referencia la glucosa a la que se le da el valor 100, pues es la que más rápido entra en el torrente sanguíneo. Los hidratos de carbono más saludables son los de absorción lenta.

ALIMENTOS RICOS EN HIDRATOS DE CARBONO

Cereales: arroz, trigo, maíz, cebada, centeno, avena y mijo que se encuentran en alimentos como que contienen almidón como el pan, el arroz, la pasta.

Azúcares: son la segunda fuente de carbohidratos, se obtienen de la caña de azúcar y de la remolacha. Están presentes en: azúcar, miel, mermelada, golosinas.

Tubérculos: patata, batata.

Legumbres: garbanzos, lentejas, judías, guisantes, soja.

Frutas y verduras: aunque su contenido en carbohidratos en menor que los anteriores.

Fuente: Fundación Española del corazón. http://www.fundaciondelcorazon.com/nutricion/nutrientes/806-hidratos-de-carbono.html

FIBRA DIETÉTICA

La fibra es la parte de los vegetales que comemos que no se degrada en el tubo digestivo; no sufre modificaciones con nuestros enzimas digestivos y por tanto llegan al intestino grueso igual que los comimos y son expulsados formando parte de las heces.

Los componentes principales de la fibra dietética son la celulosa, la hemicelulosa, y la pectina (los polisacáridos no amiláceos). Los almidones resistentes y los oligosacáridos resistentes.

La lignina se incluye dentro de la fibra dietética pero no es un hidrato de carbono.

Se sabe de los beneficios de la fibra en lo que se refiere a evitar el estreñimiento y secundariamente las hemorroides, sin embargo la fibra tiene otras funciones muy importantes para nuestra salud. Por ejemplo al disminuir la presión dentro de nuestro intestino evita la producción de divertículos, apendicitis y varices.

Debido a su fermentación con ayuda de las bacterias colónicas, contribuye a prevenir el cáncer de colon y la enfermedad inflamatoria intestinal. Además impide la absorción de diversos nutrientes, con lo que contribuye al control de la obesidad, diabetes, hipercolesterolemia, y de esta manera, disminuir el riesgo de enfermedades cardiovasculares.

ALIMENTOS	FIBRA TOTAL (g/100g de alimento)
FRUTAS	
Manzana sin pelar	2.0
Manzana pelada	1.5
Banana	1.7
Uva	1.0
Naranja	1.7
Pera sin pelar	2.8
Ciruela sin pelar	1.2
Fresa	1.8
Mandarina	1.8
FRUTOS SECOS	
Cacahuetes	6.8
Nueces	3.8
VEGETALES	
Brécol fresco cocido	3.5
Col cruda	1.7
Zanahoria pelada y cruda	2.5
Coliflor cocida	2.1
Patata asada con piel	2.2
Patata hervida sin piel	2.5
CEREALES	
Galletas	2.1
Pan de trigo blanco	2.6
Macarrones cocidos	2.0
Cereales Corn flakes	2.6
Cereales Bran flakes	19.5
Cereales All Bran	30.1
Cereales salvado de avena crudo	17.0
Germen de trigo	14.0

Fuente: «Guías Alimentarias para la Población Española». Sociedad Española Nutrición Comunitaria.

LÍPIDOS o GRASAS

Los lípidos son biomoléculas orgánicas formadas básicamente por carbono e hidrógeno y generalmente, en menor proporción, también oxígeno. Además ocasionalmente pueden contener también fósforo, nitrógeno y azufre.

Es un grupo de sustancias muy heterogéneas que sólo tienen en común estas dos características: son insolubles en agua y son solubles en disolventes orgánicos, como éter, cloroformo, benceno, etc.

Son sustancias untuosas al tacto, tienen brillo graso, son menos densas que el agua por lo que flotan y malas conductoras del calor.

FUNCIONES DE LOS LÍPIDOS

Estructural: son componentes estructurales de todos los organismos; constituyen en promedio el 10% del peso de todos los seres vivos y son un componente importante de todas las membranas celulares y subcelulares (mitocondrial, nuclear, vacuolar, lisosomal, etc.).

Nuestro tejido adiposo desempeña importantes funciones de relleno, amortiguadoras y de sostén; actúa como aislante térmico y lubricante como tejido conectivo (conjuntivo laxo-adiposo). Las células del tejido adiposo son los adipocitos.

Energética: es una de las funciones más importante pues sirven de reserva.

Proporcionan una gran cantidad de energía: la oxidación de un gramo de grasa libera 9 Kcal. Mientras que la de un gramo de proteína o de Hidrato de carbono libera 4 Kcal. Aproximadamente el 40% de las calorías que utiliza el organismo proviene de los lípidos.

Protectora: ciertas glándulas de la piel secretan lípidos llamados ceras para proteger el pelo y la piel manteniéndolos flexibles, lubricados e impermeables.

El tejido adiposo de ciertas zonas del organismo como la grasa que rodea los riñones, las órbitas oculares, las rodillas, las palmas de las manos y las plantas de los pies, (en los lactantes también las mejillas) ejercen una función de tipo mecánico protegiéndolos de golpes y sirviendo de sostén.

Transporte: las lipoproteínas son las moléculas transportadoras de lípidos y sustancias liposolubles entre las que destacan ácidos grasos, vitaminas liposolubles (A, D, K y E), o colesterol.

Reguladora del metabolismo: desempeñan esta función las vitaminas liposolubles, hormonas sexuales y las de la corteza suprarrenal.

Reguladora de la temperatura: por ejemplo, las capas de grasa de los mamíferos acuáticos de los mares de aguas muy frías.

Contribuyen a la palatabilidad: la grasa sirve de vehículo de muchos de los componentes de los alimentos que le confieren su sabor, olor y textura por lo que contribuyen en que un alimento sea grato al paladar.

CLASIFICACIÓN DE LÍPIDOS

Existen varias clasificaciones pero únicamente voy a describir los tipos que tienen especial relevancia y de más fácil comprensión.

ACIDOS GRASOS

Hay tres tipos principales de ácidos grasos:

1. Ácidos grasos saturados (AGS). Sólo tienen enlaces sencillos entre átomos de carbono adyacentes; no contienen dobles enlaces, lo que les confiere una gran estabilidad y la característica de **ser sólidos** a temperatura ambiente. Los AGS predominan en los alimentos de origen animal, aunque también se encuentran en grandes cantidades en algunos alimentos de origen vegetal como los aceites de coco, palma y palmiste, también llamados aceites tropicales. El ácido esteárico, es un ejemplo de AGS.

2. Ácidos grasos poliinsaturados (AGP) con dos o más dobles enlaces que pueden reaccionar con el oxígeno del aire aumentando la posibilidad de enranciamiento de la grasa. Los pescados y algunos alimentos de origen vegetal, como los aceites vegetales, líquidos a temperatura ambiente, son especialmente ricos en AGP.

Desde el punto de vista nutricional son importantes los AGP de las familias omega-3 y omega-6. Algunos son esenciales para el hombre: ácido linoleico y alfa-linolénico.

- Indispensables para la formación y función del cerebro y sistema nervioso.

- Contribuyen al mantenimiento de las funciones cardiovasculares, como la tensión arterial.

- Intervienen en la conservación de una visión normal.

- Participan en el mantenimiento de unos niveles normales de triglicéridos en la sangre.

ALIMENTOS RICOS EN ÁCIDOS GRASOS OMEGA 3	ALIMENTOS RICOS EN ÁCIDOS GRASOS OMEGA 6
Grasas y aceites de mamíferos marinos: focas, morsas	Aceites de semillas de onagra y borraja, cáñamo, coco, girasol, maíz, prímula, sésamo y soja
Pescados azules: caballa, salmón, arenque, atún	Cereales
Aceite de pescado	Huevos
Semillas aceites de calabaza, cáñamo, colza, lino, soja y germen de trigo	Carne de cerdo
Frutos secos: nueces, avellanas, almendras y pipas de calabaza	
Verduras: Brócoli, espinacas, lechuga y repollo	

Fuente: «La dieta definitiva». José Antonio Campoy.

3. Ácidos grasos monoinsaturados (AGM): con un doble enlace en la molécula. Por ejemplo el ácido oleico principal componente del aceite de oliva.

Uno de los procesos industriales es la hidrogenación total o parcial, para modificar las características físicas y sensoriales de las grasas y así hacerlos más apropiados para su uso, como sustitutos de ácidos grasos saturados; es el denominado proceso de hidrogenación, mediante el cual se incorpora hidrógeno al doble enlace de los ácidos grasos cambiando su configuración de «cis» a «trans», de los aceites líquidos (se saturan y por tanto se solidifican) para obtener margarinas de origen vegetal y grasas sólidas que se oxidan con más dificultad alargando su caducidad. Estas grasas se emplean en la preparación de masas de hojaldre, pan de molde o bollería industrial pero su repercusión es negativa sobre la salud, favoreciendo enfermedades cardiovasculares. También existen ácidos grasos «trans» en leche y carne de forma natural. Los ácidos grasos «trans» parecen incrementan los niveles de colesterol sanguíneo y de la fracción LDL-colesterol, disminuyendo, por el contrario, ligeramente la HDL-colesterol.

TRIGLICÉRIDOS (TRIACILGLICEROLES)

90% de las grasas. Están formados por tres ácidos grasos. Constituyen la forma de almacenamiento de energía más importante y lo hacen en el tejido adiposo (la grasa de nuestro organismo) para cualquier proceso en que se necesite. El exceso de hidratos de carbono, lípidos y proteínas en la dieta se depositan en el tejido adiposo en forma de triglicéridos. También son producidos en el hígado.

Hay que mantener un equilibrio en los niveles en sangre pues por defecto o por exceso pueden ser perjudiciales. Así, se habla de hipertriglicidemia cuando se obtienen valores en sangre superiores a 150 mg/dl.

VALORES NORMALES O RANGO DE REFERENCIA PARA LOS TRIGLICÉRIDOS (mg/dL)	
Optimo	<150
Limite Alto	150-199
Alto	200-499
Muy alto	>500

Fuente:http://www.ingesa.msssi.gob.es/estadEstudios/documPublica/
internet/pdf/guiaTrastornosLipidicos.pdf

El descenso de los niveles de Triglicéridos se consigue instaurando una dieta baja en hidratos de carbono evitando los azúcares refinados y las bebidas azucaradas. El tabaco, la ingesta de alcohol y el sedentarismo también están implicados en la hipertriglicidemia.

FOSFOLÍPIDOS

Principales componentes lipídicos de las membranas celulares; presentes en elevadas concentraciones en los nervios y el encéfalo.

ESTEROLES

COLESTEROL: una parte importante de la cantidad necesaria puede ser sintetizada en nuestro cuerpo (colesterol endógeno; el hígado fabrica unos 800 a 1500 mg de colesterol al día) y el resto, generalmente una cantidad pequeña, procede de los alimentos (colesterol exógeno); exclusivamente de los de origen animal, pues no existe en los productos vegetales). En una persona sana existe una regulación perfecta, de manera que, cuando el consumo a partir de los alimentos aumenta, la formación dentro de nuestro cuerpo disminuye. Esta regulación hace que los niveles de colesterol se mantengan constantes. El colesterol es imprescindible, pero dentro de unos límites **superior** e inferior. Si aumenta o disminuye surgen los problemas.

ALIMENTOS QUE PRODUCEN COLESTEROL

Entre los alimentos ricos en colesterol figuran los huevos, el hígado, los riñones y algunos pescados azules. Sin embargo, la fuente principal del colesterol son, en realidad, todos aquellos productos ricos en grasas saturadas, por ejemplo, la nata, la mantequilla, los quesos curados y las carnes grasas, como la de cerdo, de cordero y de res. A su vez, el hígado las transforma en colesterol.

Es componente de las **membranas de todas las células animales**; precursor de sales biliares; de la vitamina D y de las hormonas esteroideas.

SALES BILIARES: sustancias que emulsionan las grasas antes de su digestión; necesarias para la absorción de grasas y vitaminas liposolubles.

VITAMINA D: producida en la piel expuesta a la radiación ultravioleta a partir del colesterol; ayuda a la regulación de la concentración de calcio en el organismo; necesaria para el crecimiento, desarrollo y reparación del hueso.

HORMONAS SEXUALES: estrógenos y progesterona (producidos en grandes cantidades por la mujer) y testosterona (producida en grandes cantidades por el hombre), estimulan las funciones reproductivas y caracteres sexuales.

LIPOPROTEINAS

Los lípidos, como componentes insolubles en agua, tienen que ser transportados en el organismo unido a otras moléculas, las lipoproteínas. Hay cuatro tipos de lipoproteínas que se diferencian por su tamaño y densidad. Cada una contiene diferentes proteínas y transporta distintas cantidades de lípidos.

- **Quilomicrones**: son las de mayor tamaño y menor densidad. Transportan los lípidos de la dieta (principalmente triglicéridos) desde el intestino al resto del organismo.

- **VLDL**: lipoproteínas de muy baja densidad, compuestas en un 50% por triglicéridos. Transportan los lípidos sintetizados en el hígado a otras partes del cuerpo.

- **LDL**: lipoproteínas de baja densidad, cuyo principal componente es el colesterol (50%). Circulan por todo el organismo transportando colesterol, triglicéridos y fosfolípidos y dejándolo disponible para las células. Se encargan de llevarlo a las células y depositarlo en los tejidos y cuando están en exceso también lo depositan en las paredes de las arterias contribuyendo a formar la placa de ateroma. Se dice que las LDL transportan el **colesterol «malo» (colesterol-LDL)** y su exceso supone un riesgo para la salud.

- **HDL**: lipoproteínas de alta densidad, en cuya composición la parte más importante son las proteínas. Transportan el colesterol desde las células al hígado para ser eliminado a través de la bilis por las heces, son las que coloquialmente llamamos **colesterol «bueno»(colesterol-HDL)**. En definitiva lo que hacen es eliminar colesterol y ayudar a reducir los niveles en sangre; tienen, por tanto, un efecto protector.

PERFIL LIPÍDICO SANGUÍNEO RECOMENDADO

	mg/dL	mmol/L
Colesterol total	<200	5.2
LDL-colesterol	<130-150	3.4-3.9
HDL-colesterol	>35	0.9
Triglicéridos	<200	2.3
Colesterol total / HDL-col	<5	

Fuente: Ángeles Carbajal Azcona. Departamento de Nutrición. Facultad de Farmacia. Universidad Complutense de Madrid https://www.ucm.es/nutricioncarbajal/

Para realizar una valoración rápida y sencilla del riesgo de enfermedad cardiovascular al que estás sometido en función de tus niveles de colesterol se ha desarrollado el denominado Índice Aterogénico de Castelli. Se calcula dividiendo el valor de Colesterol Total entre el valor de Colesterol -HDL.

Índice Aterogénico= Colesterol Total / Colesterol- HDL

	HOMBRES	MUJERES
RIESGO BAJO	<5%	<4.5%
RIESGO MODERADO	5 - 9 %	4,5 - 7%
RIESGO ALTO	> 9%	> 7%

Fuente: http://www.ingesa.msssi.gob.es/estadEstudios/documPublica/internet/pdf/guiaTrastornosLipidicos.pdf

PROTEINAS

Son grandes moléculas que contienen nitrógeno. Constituyen el componente clave de cualquier organismo vivo y forman parte de cada una de sus células.

Las proteínas están formadas por: carbono, oxígeno, hidrógeno y nitrógeno fundamentalmente, aunque también podemos encontrar, en alguna de ellas, azufre, fósforo, hierro y cobre. Las proteínas se distinguen de los carbohidratos y de las grasas por contener además nitrógeno en su composición, aproximadamente un 16%

La parte más pequeña en que pueden dividirse son los aminoácidos. Estos aminoácidos son como las letras del abecedario, que con un n° determinado se pueden formar infinidad de palabras. Existen 20 aminoácidos y con ellos se forman todas las proteínas. De estos aminoácidos 8 son esenciales (imprescindibles), es decir los tenemos que ingerir con la dieta ya que nuestro organismo no los puede obtener de ninguna otra forma: fenilalanina, isoleucina, leucina, lisina, metionina, triptófano, treonina, valina e histadina.

Los aminoácidos no esenciales pueden ser sintetizados en el organismo a partir de otros intermediarios y son: alanina, arginina, aspartato, asparragina, glutamato, glutamina, glicina prolina, serina.

FUNCIONES DE LAS PROTEINAS

Plástica: reparar el desgaste diario de los tejidos sintetizan nuevos tejidos en crecimiento y desarrollo, cicatrización, etc.

Reguladora: forman parte de numerosas enzimas, hormonas, anticuerpos o inmunoglobulinas, que llevan a cabo todas las reacciones químicas que se desarrollan en el organismo.

Energética: cuando la ingesta de carbohidratos es baja, o cuando se realiza un consumo de proteínas que supera las necesidades, proporcionan 4 Kcal/g.

Transporte: contribuyen al mantenimiento del equilibrio de los líquidos corporales y transportan algunas sustancias, por ejemplo lípidos, hierro, oxígeno, etc.

CLASIFICACION DE LA PROTEINAS

Dependiendo de que en las proteínas se encuentren o no todos los aminoácidos esenciales, se habla de la **calidad de las proteínas** pudiendo ser clasificadas en

- **Proteínas completas:** tienen todos los aminoácidos esenciales en cantidad suficiente y en la proporción adecuada. Se habla de ellas como proteínas de buena calidad o de alto **Valor Biológico** que sería la capacidad que tiene una proteína, para formar otras nuevas en nuestro organismo. Las proteínas de los alimentos de origen animal tienen mayor Valor Biológico que las de procedencia vegetal porque su composición en aminoácidos es más parecida a las proteínas corporales. Las proteínas de los huevos y de la leche humana tienen un valor biológico entre 0.9 y 1 (eficacia del 90-100%, podríamos llamarlas proteínas de «proteínas perfectas»); el Valor Biológico de la proteína de carnes y pescados es de 0.74 y 0.8; la de soja 0.73, la de trigo de 0.5 y en la de la gelatina de 0.

- **Proteínas incompletas:** carecen de alguno de los aminoácidos esenciales al cual se denomina **aminoácido limitante**; permiten la vida pero no el crecimiento y desarrollo. Las encontramos en alimentos de origen vegetal: cereales, legumbres y frutos secos. Para aportar todos los aminoácidos podemos combinar dos o más proteínas incompletas de forma que se complementen en aminoácidos esenciales.

COMBINACIONES EXCELENTE	EJEMPLOS
Granos-Leguminosas	Arroz/frijoles, sopa de cícharos/tostada, lenteja/arroz
Granos- Lácteos	Pasta/queso, budín de arroz, emparedado de queso
Leguminosas- Semillas	Garbanzos/semilla de sésamo como aliño, falafel o sopa
*Otras combinaciones, lácteos/semillas, lácteos/ legumbres, granos/semillas, son menos eficaces en virtud de que las calificaciones químicas son similares y no se complementan eficazmente.	

Combinaciones Excelentes de proteínas alimentarias. RESPYN. Revista Salud Pública Nutrición. Volumen 8 No. 2 abril-junio 2007

Otro parámetro habitualmente utilizado es el denominado «**coeficiente de utilización neta de la proteína**» (**NPU**) que tiene en cuenta la digestibilidad de la proteína, es decir, mide la proporción de la proteína consumida que es utilizada. Hay factores que, con independencia de la proteína de la que se trate, pueden modificar la digestibilidad, por ejemplo: las condiciones de procesamiento y almacenamiento de los alimentos, el contenido en fibra insoluble y la cantidad total de fibra de la dieta ingerida.

Un procesado adecuado se consigue con el cocinado de los alimentos. En las carnes y pescados el cambio de color del rojo al pardo y en la clara del huevo el cambio del transparente al blanco, son los que marcan un procesado correcto. Si no se produce este cambio de color, se puede reducir la digestibilidad y por tanto el aprovechamiento de sus proteínas hasta en un 50%.

CALIDAD PROTEICA DE ALGUNOS ALIMENTOS

VB: Valor biológico; NP: utilización neta de la proteína

ALIMENTO	VB	NPU
Huevo de gallina	100	94
Leche humana	100	96
Leche de vaca	75-93	82
Pescado	76	-
Carne	74	67
Arroz Integral	86	59
Cacahuete	55	55
Avena	65	-
Arroz pulido	64	57
Trigo entero	65	49
Maíz	72	36
Soja	73	61
Guisantes	64	55
Patatas	60	-
Pan blanco	50	-

Fuente: Ángeles Carbajal Azcona. Departamento de Nutrición. Facultad de Farmacia. Universidad Complutense de Madrid.

Entre el 15 y 20% del peso corporal de un adulto, en buen estado fisiológico, está constituido por proteínas. Aproximadamente la mitad se encuentra en la musculatura, la quinta parte en la piel y el resto, en otros tejidos y líquidos orgánicos. En bilis y orina no debe haber proteínas en condiciones normales. La ingesta excesiva de proteínas puede lesionar los riñones.

ALIMENTOS QUE APORTAN PROTEINAS

Origen animal: Carne. Leche y derivados. Huevos. Pescados y Mariscos.
Origen vegetal: Leguminosas. Cereales. Soja. Frutos secos. Raíces y tubérculos. Frutas y Hortalizas.

VITAMINAS

Las Vitaminas son nutrientes fundamentales para el buen funcionamiento de todo el organismo. Se obtiene a través de los alimentos y por tanto son «esenciales» a excepción de la vitamina D, que se puede formar en la piel con la exposición al sol, y las vitaminas K, B1, B12 y ácido fólico, que se forman en pequeñas cantidades en la flora intestinal.

Los trastornos orgánicos en relación con las vitaminas pueden deberse a:

- Avitaminosis: si hay carencias totales de una o varias vitaminas.

- Hipovitaminosis: si hay carencia parcial de vitaminas.

- Hipervitaminosis: si existe un exceso por acumulación de una o varias vitaminas, sobre todo las que son poco solubles en agua y, por tanto, difíciles de eliminar por la orina.

No aportan energía, pero son indispensables para el metabolismo del resto de los nutrientes. Un punto importante a resaltar es que son más efectivas las vitaminas aportadas a través de los alimentos que los suplementos vitamínicos de laboratorio pues éstas, carecen de otra serie de sustancias necesarias para el máximo aprovechamiento de la vitamina.

Su efecto consiste en ayudar a convertir los alimentos en energía. La ingestión de cantidades extras de vitaminas no eleva la capacidad física, salvo en el caso de existir un déficit. Las necesidades vitamínicas varían según las especies, con la edad y con la actividad.

Ciertas vitaminas son ingeridas como provitaminas (inactivas) y posteriormente el metabolismo las transforma en activas (en el intestino, en el hígado, en la piel, etc.), tras alguna modificación en sus moléculas.

Las vitaminas se designan utilizando letras mayúsculas.

CLASIFICACIÓN DE LAS VITAMINAS

Las vitaminas se dividen en dos grupos, liposolubles es decir, que se disuelven en grasas y aceites, e hidrosolubles las que se disuelven en agua.

VITAMINAS LIPOSOLUBLES

Se almacenan en el hígado y en los tejidos grasos, y debido a que se pueden almacenar en la grasa del cuerpo no es necesario tomarlas todos los días. Si se consumen en exceso (más de 10 veces las cantidades recomendadas) pueden resultar tóxicas. En la siguiente tabla se puede ver nombre, funciones a destacar, síntomas por deficiencia y los alimentos que las aportan.

VITAMINAS LIPOSOLUBLES			
VITAMINA	FUNCIÓN	SINTOMAS POR DEFICIENCIA	FUENTES
Vitamina A Caroteno	Formación de pigmentos visuales, epitelios	Ceguera nocturna, piel seca y escamosa	Yema de huevo, vegetales verdes o amarillos, frutas, hígado
Vitamina D_3 Calciferol	Formación de huesos y dientes, absorción de Calcio (Ca^{++})	Raquitismo (formación de huesos defectuosos)	Aceite de pescado, hígado, productos lácteos, luz solar sobre precursores cutáneos
Vitamina E Tocoferol	Mantiene la resistencia de los glóbulos rojos; antioxidante	Aumento de fragilidad de los glóbulos rojo	Hortalizas de hojas verdes, leche, huevos, carne
Vitamina K Naftoquinona	Facilita la síntesis de factores de coagulación de la sangre	Falta de coagulación de la sangre	Síntesis por bacterias intestinales, hortalizas de hoja verde

Fuente:https://cibertareas.info/habitos-saludables-en-la-nutricion-biologia-1.html

VITAMINAS HIDROSOLUBLES

Las vitaminas hidrosolubles son aquellas que se disuelven en agua pueden pasarse al agua del lavado o de la cocción de los alimentos. Muchos alimentos ricos en este tipo de vitaminas no nos aportan al final de prepararlos la misma cantidad que contenían inicialmente. Para recuperar parte de estas vitaminas (algunas se destruyen con el calor y son irrecuperables), se puede aprovechar el agua de cocción de las verduras para caldos o sopas.

No se almacenan en el organismo. Esto hace que deban aportarse regularmente y sólo puede prescindirse de ellas durante algunos días. El exceso de vitaminas hidrosolubles se excreta por la orina, por lo que no tienen efecto tóxico por elevada que sea su ingesta.

VITAMINAS HIDROSOLUBLES			
VITAMINA	FUNCIÓN	SINTOMAS POR DEFICIENCIA	FUENTES
Vitamina B_1 Tiamina	Necesarias para un cerebro saludable, células nerviosas y función del corazón	Beri- Beri, neuritis, insuficiencia cardiaca	Granos enteros, hígado, nueces
Vitamina B_2 Riboflavina	Participa en el metabolismo de la glucosa	Fotofobia, fisuras en la piel	Leche, huevos, hígado, granos enteros, verduras verdes
Vitamina B_6 Piridoxina	Coenzima en el metabolismo de los ácidos grasos	Dermatitis, enfermedades neurológicas	Granos enteros, plátanos, pescado, levadura
Vitamina B_{12} Cianocobalamina	Maduración de los glóbulos rojos	Anemia	Hígado, carne huevos, leche, queso
Vitamina C Ácido Ascórbico	Crecimiento y reparación de tejidos, absorción de hierro, antioxidante	Escorbuto con lesiones de encías y caída de dientes	Frutas cítricas, tomates, pimientos, hortalizas de hojas verdes

Ácido Fólico	Síntesis de ADN, formación de glóbulos rojos	Anemia. Falta de maduración de glóbulos rojos	Hojas verdes, brócoli, germen de trigo
Vitamina B$_3$ Niacina	Metabolismo de carbohidratos	Lesiones cutáneas, pelagra trastornos digestivos	Granos entero, carnes, nueces, pescado, pollo, lácteos
Ácido pantoténico	Interviene en el metabolismo y producción de químicos esenciales	Trastornos neuromotores, cardiovasculares	Granos enteros, leche y huevos
Biotina	Síntesis de ácidos grasos, fijación del Co_2	Dermatitis Escamosa, dolores musculares, debilidad	Yema de huevo, síntesis por bacterias intestinales leche, plátano, tomates

Fuente:https://cibertareas.info/habitos-saludables-en-la-nutricion-biologia-1.html

Hay que tener en cuenta que existen situaciones en que es recomendable aportar suplementos vitamínicos pues los ingeridos con la dieta no serían suficientes, ya sea por dieta inapropiada carente de algunas vitaminas, o algunos casos especiales que se requieren aportes superiores. Algunos de estos casos son:

- Dietas para adelgazar: controlar el aporte de vitamina B2 y ácido fólico.

- Embarazo: aumentan las necesidades de vitaminas B1, B2, B6 y ácido fólico.

- Lactancia: prestar especial atención a un aporte suficiente de vitamina A, B6, D, C y ácido fólico.

- Niños: es importante que no falten las vitaminas A, C, D, B1, B2 y ácido fólico.

- Vejez: ancianos que siguen dietas monótonas y de escasa riqueza vitamínica. Puede ser conveniente un aporte suplementario de vitaminas A, B1, C, ácido fólico y D (si además tienen escasa exposición al sol).

Hay situaciones donde existe una disminución de la función de algunas vitaminas por ser neutralizadas o incluso destruidas.

- Las bebidas alcohólicas: aportan calorías (7 kcal. /1g. De etanol) sin contenido vitamínico disminuye el apetito y se producen carencias, especialmente de vitaminas B1, B2, B3, B6, y ácido fólico.

- Tabaco: vitamina C interviene en los procesos de desintoxicación reaccionando con los tóxicos del tabaco, se recomienda un aporte superior al recomendado (a veces incluso el doble o el triple).

- Otras drogas: son tóxicos para el organismo y se deberá incrementar el aporte de vitamina C. Debido a que en muchos casos también disminuye el apetito, deben aportarse suplementos de vitaminas del grupo B y ácido fólico.

- Situaciones estresantes: bajo tensión emocional o psíquica, las glándulas suprarrenales segregan una mayor cantidad de adrenalina, que consume una gran cantidad de vitamina C. También se necesitan mayores cantidades de vitamina E y de las del grupo B.

- Azúcar o alimentos azucarados: el azúcar blanca no aporta ninguna vitamina a nuestro organismo. Por el contrario, requiere de un aporte de vitaminas y minerales de nuestras propias reservas para metabolizarse (sobre todo B1).

- Medicamentos: los estrógenos (anticonceptivos femeninos) repercuten negativamente en la disponibilidad de la mayoría de las vitaminas. Los antibióticos y los laxantes destruyen la flora intestinal, por lo que se puede sufrir déficit de vitaminas K, H o B12.

MINERALES

Los minerales son elementos químicos. Se conocen alrededor de 20 minerales imprescindibles para conservar todas las funciones de los tejidos. Solo se pueden obtener de los alimentos que consumimos, por lo que entran dentro de los nutrientes esenciales.

Forman parte de la sangre, regulan el funcionamiento hormonal, realizan transporte entre el medio y las células manteniendo un equilibrio electrolítico, entre otras. Son nutrientes esenciales.

CLASIFICACION DE LOS MINERALES

Existen tres tipos:

- **Macrominerales:** calcio, fósforo, magnesio, sodio, potasio, cloro, azufre.

- **Microminerales o elementos traza:** se necesitan muy pequeñas cantidades, menos de 100mg/día: hierro, zinc, yodo, selenio, flúor, manganeso, cromo, cobre o molibdeno.

- **Minerales ultratraza:** se necesitan en menos de 1mg/día. De muchos de ellos se desconoce sus funciones. Entre ello sílice, litio, níquel, aluminio, cadmio, plomo, cobalto, bromo, etc.

MINERAL	ALIMENTOS	FUNCIONES
Calcio	Leche y sus derivados Verduras Legumbres Pescados y mariscos Frutos secos	Formación y conservación de huesos. Transmisión de impulsos nerviosos. Contracción muscular. Coagulación sanguínea.
Fósforo	Cereales integrales Leche y sus derivados Verduras Legumbres Pescados y mariscos Huevos Frutos secos	Estructura de huesos y dientes. Activación de las reacciones en todas las áreas del metabolismo. Estructura y función de la membrana celular.
Magnesio	Pescado Frutos secos Cereales integrales Verduras de hoja verde	Interviene en el equilibrio electrolítico. Funciones del sistema nervioso y muscular.
Sodio	Alimentos procesados Carnes Pescados Quesos Fiambres o embutidos Snacks Sal	Interviene en el equilibrio electrolítico. Interviene en la generación de impulsos nerviosos y la contracción muscular.
Potasio	Pan integral Verduras Frutas Legumbres Cereales integrales Leche	Interviene en el equilibrio electrolítico. Controla el ritmo cardíaco. Interviene en la generación de impulsos nerviosos y la contracción muscular.
Cloro	Sal	Interviene en el equilibrio electrolítico.
Azufre	Proteínas que contienen metionina. Semillas de sésamo Carnes pescados	Participa en múltiples reacciones metabólicas y forma parte de vitaminas, hormonas, etc.
Hierro	Carnes Mariscos Legumbres Verduras Cereales integrales Frutos secos	Forma parte de la hemoglobina de los glóbulos rojos y de diversos enzimas.

MINERAL	ALIMENTOS	FUNCIONES
Flúor	Pescado Té Café Soja Agua potable	Fortalece el esmalte de los dientes y previene la caries dental. Fortalece los huesos.
Zinc	Lácteos Carnes Pescado de mar Mariscos Verduras Legumbres Huevos Pan integral	Favorece la cicatrización de heridas. Conservación del cabello. Facilita el crecimiento y desarrollo sexual. Interviene en el metabolismo general.
Yodo	Pescados de mar Mariscos	Forma parte de las hormonas tiroideas, que controlan el crecimiento y el desarrollo, así como en la producción de energía dentro de las células.
Selenio	Carne Pescado Mariscos Productos lácteos Verduras	Conserva la elasticidad de los tejidos. Podría retrasar el envejecimiento celular y el riesgo de cáncer.
Cromo	Levadura de cerveza Cereales Integrales Patatas Huevo Hígado Cebollas Dátiles	Metabolismo de las grasas y de los carbohidratos.
Cobre	Hígado Mariscos Pescado Legumbres Pan integral	Interviene en numerosas reacciones enzimáticas del metabolismo.
Manganeso	Te Cereales Remolacha Frutos secos	Metabolismo del colesterol, carbohidratos y proteínas.
Molibdeno	Legumbres Germen de Trigo	Metabolismo del hierro, del alcohol, drogas y toxinas, ácido úrico.

NO NUTRIENTES

FITOQUIMICOS

Los alimentos aportan además de los nutrientes señalados otras sustancias que protegen del estrés oxidativo y del cancer. Parece ser que en una dieta saludable ingerimos más de 60.000 de estos activos que se conocen como **FITOQUÍMICOS** que se encuentran especialmente en los alimentos de origen vegetal. Además aportan caracterstica organolépticas: olor, sabor, textura, etc. Aquí radica la importancia de nutrirnos por medio de alimentos no nutrientes aislados que carecen de estas sustancias

En la siguiente tabla se exponen alguno de ellos:

ALIMENTO	FOTOQUÍMICO
Frutas, verduras y hortalizas muy pigmentadas, (zanahorias, tomates, espinacas, brécol,…)	Beta-caroteno, Licopeno y Luteína
Cítricos	Limoneno y compuestos fenólicos
Ajo, cebolla, puerros	Compuestos aliáceos: Diallil sulfuro y Allil-metil trisulfuro
Brécol, repollo, coliflor, coles de Bruselas	Ditioltiones, Isotiocianatos, sulfourofano e Indoles (Indol-3-carbinol)
Uvas, vino	Polifenoles
Soja	Inhibidores de proteasa, Fitosteroles, Isoflavonas y Saponinas
Futas, Avena, soja	Ácido cafeico y Ácido ferúlico
Cereales	Ácido fítico
Trigo, cebada, soja	Fitosterina
Fruta, verdura, hortalizas, té, orégano	Flavonoides (incluyendo quercetina)

Fuente: «La dieta equilibrada, prudente o saludable»
Dirección general de salud Pública y Alimentación. Comunidad de Madrid.

ALIMENTOS

Según su función nutricional podemos hablar de seis grupos de alimentos:

Alimentos **energéticos:** aportan las calorías necesarias para llevar a cabo todas las actividades cotidianas. Aquellos que son ricos en hidratos de carbono (Grupos I: Cereales, leguminosas y tubérculos) y Lípidos (Grupo II: grasas y aceites)

Alimentos **plásticos o formadores**: necesarios para sintetizar nuestros órganos: huesos, músculos, vísceras, etc. Y en ellos predominan las proteínas(Grupo III: carnes, pescados, huevos, frutos secos, legumbres) y calcio (Grupo IV: leche y derivados)

Alimentos **reguladores**: son los que hacen posible que los otros grupos funcionen de forma adecuada. Son las hortalizas (Grupo V) y las frutas (grupo VI): ricos en vitaminas, minerales y oligoelementos.

Según su procedencia:

Alimentos de Origen Animal:

Los propios animales: aves, vacuno, ovino, caza, pescados, mariscos…

Proceden de ellos: leche y derivados (yogurt, queso…), huevos.

Proporcionan sobre todo proteínas completas, también aportan vitaminas del complejo B, minerales (calcio, hierro, y fosforo) y grasas.

Alimentos de Origen Vegetal: proceden de la tierra.

Cereales y derivados, verduras, hortalizas y frutas, legumbres, aceites y grasas culinarias, azúcares y dulces.

Proporcionan agua, hidratos de carbono y fibra. Tienen poca grasa salvo los aceites y carecen de colesterol. Las proteínas que aportan son de menor valor biológico al tratarse de proteínas incompletas. Proporcionan todos los minerales salvo el hierro suficiente, y son ricos en vitaminas con excepción de A, B 12 y D

Alimentos de origen mineral: Sal. Se incluye el agua.

De acuerdo con su composición química, podemos clasificar los alimentos en:

Inorgánicos: no aportan energía y son: el agua, minerales y oligoelementos.

Orgánicos: son los principios inmediatos (hidratos de carbono, lípidos y proteínas) y vitaminas.

RUEDA DE LOS ALIMENTOS

«Dado que no hay un único alimento completo, excepto la leche materna para el bebé, todos necesitamos una alimentación lo suficientemente variada que nos garantice un aporte nutritivo adecuado».

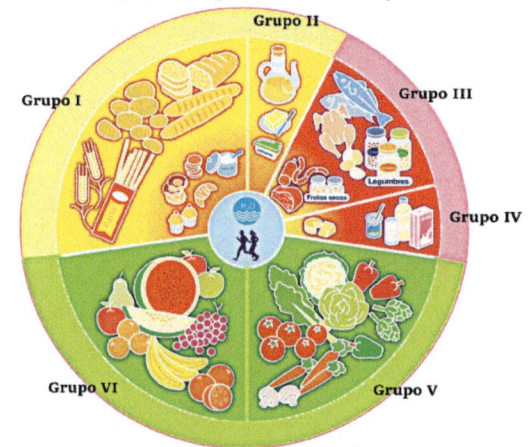

GRUPO	CARACTERISTICAS
I, II	Energéticos
III, IV	Formadores
V, VI	Reguladores

Fuente: «La rueda de los alimentos. Una herramienta didáctica para alimentarse mejor y más fácilmente». Sociedad Española de dietética y Ciencias de la Alimentación

Si los alimentos que ingerimos no nos aportan los nutrientes necesarios presentaremos los síntomas ocasionados por el déficit de éstos, y además nuestra energía para las actividades de la vida diaria se verá afectada. Una correcta nutrición te aporta vitalidad y previene la aparición de enfermedades crónicas e incluso cáncer.

Aquí cabría hablar de los llamados **ALIMENTOS FUNCIONALES** que incluirían aquellos que aparte de satisfacer las necesidades básicas de nutrientes, aportarían salud y bienestar, reducción del riesgo de aparición de algunas enfermedades. Por ejemplo, las frutas y verduras son alimentos funcionales naturales que cumplirían este criterio pues por contener flavonoides neutralizan el envejecimiento celular (neutralizan los radicales libres de oxidación o dicho de otra forma, combaten el estrés oxidativo celular).

Existen otros alimentos funcionales obtenidos al agregar o eliminar un componente, o se ha modificado alguna característica que los convierten en protectores para la salud.

Podemos hablar por ejemplo de los llamados prebióticos, probióticos y simbióticos.

PREBIÓTICOS:

Son ingredientes de los alimentos que no se digieren y estimulan la producción o mayor desarrollo de bacterias de un tipo concreto que ya tenemos en nuestro intestino y que han demostrado beneficios para nuestra salud, por ejemplo las bifidobacterias que pueden ser promovidas por sustancias como los fuctooligosacáridos presentes en plátanos, trigo, ajo…

PROBIÓTICOS (Bacterias amigas):

Los probióticos son microorganismos vivos, (bacterias y levaduras) que al ser ingeridos aportan beneficios para nuestra salud. Están sobretodo en productos lácteos fermentados (queso, yogur, cuajada…) pero también avena, verduras, embutidos o té, y también hay preparaciones farmacéuticas. Estos microorganismos interaccionan con las bacterias habituales de nuestro intestino y con las células de la mucosa intestinal. Entre los beneficios que pueden proporcionar se encuentran:

- Aumento de la respuesta inmunitaria. (Dicho de otro modo favorecen el funcionamiento de nuestras defensas).

- Mayor equilibrio de la flora bacteriana del colon para evitar que bacterias u hongos nocivos estén en cantidades peligrosas para nuestra salud. Este es el caso de una persona que ha tomado antibióticos durante un tiempo prolongado. En estos casos se recomienda suplementos de probióticos.

- Reducen las sustancias fecales (enzimas fecales) que tienen un papel en el inicio de un cáncer.

- Tratamiento en las diarreas del viajero (diarreas ocasionadas por gérmenes a los que no estamos acostumbrados y que se producen al salir de nuestra geografía habitual).

- Disminución del colesterol en sangre.

- Compiten con los microorganismos que producen caries en nuestros dientes.

- Reducen los síntomas provocados por la malabsorción de lactosa (proteína de la leche).

- Alivio y retardo en la sintomatología de alergias.

SIMBIÓTICOS:

Serían una mezcla de los dos anteriores.

OTROS ALIMENTOS FUNCIONALES:

Ácidos grasos omega-3

Vitaminas del grupo B, C, A y E.

Minerales como selenio, zinc, hierro, magnesio y cobre.

Fotoquímicos.

DIETA

«Existe una única manera de nutrirse, pero numerosas, a veces ilimitadas, infinitas, formas de alimentarse, o lo que es lo mismo de combinar alimentos, para obtener dichos nutrientes».

Fuente: «La dieta equilibrada, prudente o saludable»
Dirección general de Salud Pública y Alimentación. Comunidad de Madrid.

La dieta ha de aportar los alimentos necesarios para cumplir varias necesidades:

- Cubrir las necesidades energéticas para llevar a cabo todas sus funciones y actividades.

- Aportar los materiales para la síntesis de todo cuerpo.

- Aportar las sustancias que intervienen en todos los procesos bioquímicos que tienen lugar en nuestro metabolismo.

- Reducir el riesgo de sufrir algunas enfermedades crónicas

NECESIDADES ENERGÉTICAS

Las necesidades energéticas las medimos en calorías o más bien en kilocalorías, y son diferentes para cada persona según el sexo, la edad, las actividades que desarrolla, etc.

Se cubren fundamentalmente a través de los hidratos de carbono y de los lípidos o grasas y las necesidades dependen del consumo diario de energía.

Este gasto energético tiene dos componentes:

1. Por un lado hay que considerar el **GASTO ENERGÉTICO BASAL o GASTO ENERGÉTICO EN REPOSO (GER):** cantidad de energía que se consume en nuestro propio cuerpo para mantener la función de cada

órgano, es la mínima energía que requerimos para seguir con vida, sin realizar ninguna actividad.

En la siguiente tabla la OMS nos muestra el gasto energético basal según la edad y sexo.

ECUACIONES DE LA OMS PARA ESTIMAR EL GASTO ENERGÉTICO BASAL DE UN INDIVIDUO		
EDAD (años)	VARONES	MUJERES
0-3	(60.9 x P) – 54	(61.0 x P) – 51
3-10	(22.7 x P) + 495	(22.5 x P) + 499
10-18	(17.5 x P) + 651	(12.2 x P) + 746
18-30	(15.3 x P) + 679	(14.7 x P) + 496
30-60	(11.6 x P) + 879	(8.7 x P) + 829
<60	(13.5 x P) + 487	(10.5 x P) + 596

P = Peso en Kg.

2. Por otro lado, tenemos que reponer el gasto que se produce con la actividad que llevamos a cabo. Para calcular el gasto energético en las diversas actividades utilizamos el llamado **COEFICIENTE DE ACTIVIDAD según la tabla siguiente:**

CATEGORIA DE ACTIVIDAD	COEFICIENTE DE ACTIVIDAD
REPOSO: Sueño, tendido.	1
MUY LIGERA: actividades de pie, o sentado.	1.5
LIGERA: caminar sobre superficie plana a 4-5 km/hora, trabajo de taller, instalaciones electrizas carpintería hostelería, limpieza doméstica, cuidados de niños, golf, vela, tenis de mesa.	2.5
MODERADA: Caminar a 5.5-6.5km/h, arrancar hierba, cavar, transporte una carga, bicicleta, esquí, tenis, bailar	5
INTENSA O VIGOROSA: Caminar con carga cuesta arriba, cortar árboles, cavar con fuerza, baloncesto, escalada, futbol, rugbi.	7

Y aunque existen diversas formas de hallar el gasto energético, podemos poner como ejemplo la que nos propone la OMS: una vez calculado el GER (Gasto energético en reposo) se multiplica por el coeficiente de actividad, teniendo en cuenta las horas que se dedican a cada actividad. La siguiente tabla nos lo hace más fácil.

COEFICIENTE DE ACTIVIDAD MEDIO PARA CALCULAR EL GASTO ENERGÉTICO			
SEXO	ACTIVIDAD LIGERA	ACTIVIDAD MODERADA	ACT. INTENSA
Varones	1.55	1.78	2.10
Mujeres	1.56	1.64	1.82

Si queremos ajustarlo según el tiempo dedicado a las distintas actividades realizadas durante el día:

El gasto energético de un día = (horas en reposo x 1) **+** (horas actividades muy ligeras x1.5) **+** (horas actividades ligeras x 2.5) **+** (horas actividades moderadas x 5) **+** (horas actividades intensas x 7) **/ 24**

VALOR ENERGÉTICO DE LOS ALIMENTOS

El valor energético de un alimento es proporcional a la cantidad de energía que puede proporcionar al quemarse en presencia de oxígeno. Se mide en calorías, que es la cantidad de calor necesario para aumentar en un grado la temperatura de un gramo de agua. Como su valor resulta muy pequeño, hablamos en términos de kilocalorías (1Kcal = 1000 calorías). Cuando decimos que un alimento aporta 100 calorías, en realidad nos referimos a 100 kilocalorías por cada 100 gramos (g) de peso de ese alimento.

El valor va a depender de su composición en nutrientes sabiendo que 1g de proteínas libera 4 kcal, 1g de grasas 9 kcal. y 1g de hidratos de carbono 4 kcal.

1g.	Energía(kcal/g)
PROTEINA	4
GRASAS	9
HIDRATOS DE CARBONO	4

Se recomienda que las calorías totales que se aporten con la dieta estén repartidas como sigue:

- 50-60% hidratos de carbono (en el 90% complejos)

- 30-35% lípidos

- 10-15% proteínas

Para que te hagas una idea, y a modo de curiosidad, te muestro los gramos de algunos **alimentos que aportan 100 kcal.**

11 g de aceite (1 cucharada sopera rasa)
13 g de mantequilla (1 paquetito de cafetería)
16 g de frutos secos (una bolsita de avión)
19 g de chocolate con leche (la ración es de 25 g)
20 g de galletas de chocolate (2 unidades)
22 g de patatas fritas de bolsa (1/5 de bosa pequeña, o un bol
26 g de galletas Maria (5 unidades)
28 g de arroz en crudo (la mitad de una ración)
39 g de pan blanco (2 rebanadas grandes)
121 g de yogur (una unidad)
155 ml leche entera (un vaso mediano)
250 ml zumo envasado (un vaso grande)
365 g zanahoria (4 unidades medianas)
390 g naranja (2 unidades medianas)

Fuente: «La dieta equilibrada, prudente o saludable». Dirección general de salud Pública y Alimentación. Comunidad de Madrid.

Teniendo en cuenta que el **peso corporal** depende en gran medida del balance entre las necesidades energéticas y la ingesta calórica, nos sirve de guía para saber si estamos haciendo una dieta con suficiente o deficiente aporte. Tanto por exceso de peso (sobrepeso y obesidad) como por defecto (malnutrición), existiría mayor riesgo para la salud. Hasta el punto de que el mantener un peso adecuado se relaciona directamente con el aumento de la esperanza de vida (vivir más años), con una salud optima, y con menos enfermedades crónicas.

En tu caso particular:

- Calcula el **Índice de Masa Corporal (IMC)** según la fórmula:
  IMC: peso kg) /talla^2 (m)

- A continuación coloca tu resultado en la siguiente imagen para saber en qué tramo estás.

- Observa cual es el IMC aconsejado para cada edad.

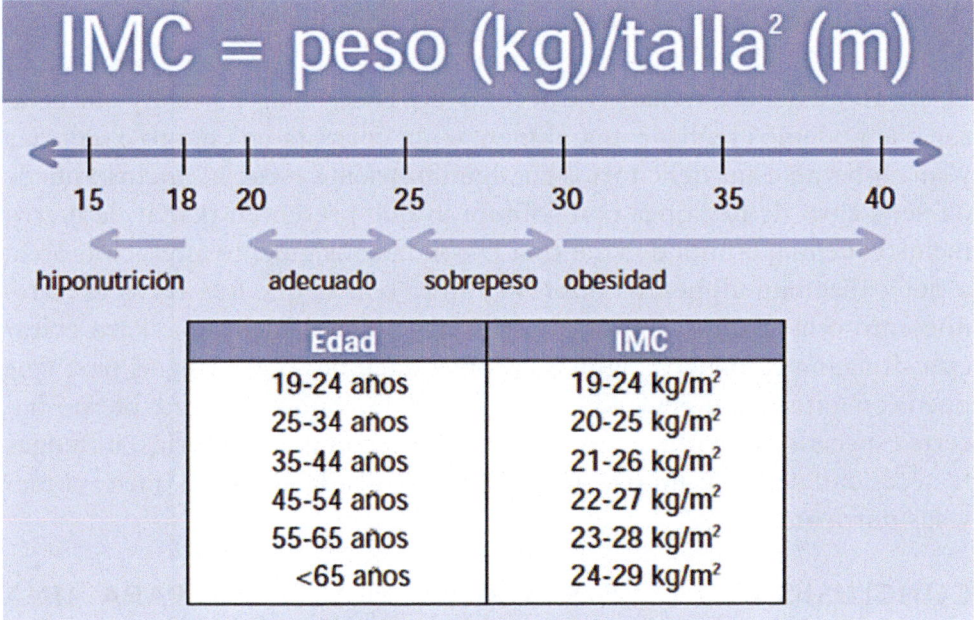

Edad	IMC
19-24 años	19-24 kg/m^2
25-34 años	20-25 kg/m^2
35-44 años	21-26 kg/m^2
45-54 años	22-27 kg/m^2
55-65 años	23-28 kg/m^2
<65 años	24-29 kg/m^2

Fuente: «La dieta equilibrada, prudente o saludable»
Dirección general de salud Pública y Alimentación. Comunidad de Madrid.

En cuanto al riesgo de padecer enfermedades crónicas en relación al sobrepeso, se cuenta con otro criterio: la **distribución de la grasa abdominal**, la cual se relaciona con aumento de la glucemia, resistencia a la insulina, aumento de la tensión arterial y aumento de lípidos en sangre. Se valora según la relación entre la medida de la circunferencia de la cintura y la circunferencia de la cadera. Una circunferencia de cintura de mas de 88 cm para las mujeres y de mas de 102 cm para hombres indica un elevado riesgo.

A modo de resumen:

- Pésate y mide tus circunferencias de cintura y cadera: si tu IMC se encuentra fuera del rango normal y/o tus medidas cumplen criterios de riesgo para tu salud, comienza a poner en práctica estrategias que te propongo y no estará de más consultar a tu médico y nutricionista. También sería recomendable observar si la actividad física recomendada para tu sexo y edad es la adecuada, o debes modificar tus hábitos. (Ver capítulo correspondiente).

- Si todo está en orden…Sigue así. ¡FELICIDADES!

Hasta ahora hemos hablado de necesidades energéticas pero hay que aclarar que podemos realizar una alimentación correcta en cuanto a calorías y sin embargo estar deficitarios en algún nutriente esencial. Incluso puede darse el caso de personas con sobrepeso que presenten déficit de hierro incluso anemia, o falta de vitamina D con la consiguiente alteración ósea, o que consuman alimentos pobres en fibra con lo que favorecen el estreñimiento o las fisuras anales….por poner algunos ejemplos. Para evitar esta situación te sugiero algunas recomendaciones o estrategias para que puedas mantener un peso adecuado y una alimentación saludable sin hacerte especialista en nutrición, pasarte el día contando calorías, ni tengas la necesidad de llevar un registro completo de cada alimento que te comes y sus nutrientes.

CONCLUSIONES Y ESTRATEGIAS PRÁCTICAS PARA UNA ALIMENTACIÓN SALUDABLE

1. Asegúrate de incluir todos los días alimentos que te proporcionen los nutrientes «esenciales», incluye alimentos ricos en fibra, y funcionales; y toma sol según hemos explicado anteriormente. La tabla siguiente te ayudará.

ALIMENTOS QUE PROPORCIONAN NUTRIENTES «ESENCIALES»

HIDRATOS DE CARBONO	GRASAS	PROTEINAS	SUPLEMENTOS Alimentos funcionales	OTROS
Fruta fresca	Aceite oliva	Pescado	Prebióticos	Sol/vitalidad
Verdura	Aceite de lino	Carne	Probióticos	Fibra
Cereales	Carnes	Mariscos	Vitaminas	
integrales	Lácteos	Huevos	Minerales	
Pan integral	Pescado azul (caballa, salmón, arenques, atún)	Suero de leche	Omega3	
Arroz integral		Soja		
Legumbres		Yogures		
	Frutos secos (nueces avellanas almendras pipas de calabaza).	Quesos blancos de oveja y cabra		

- Los azúcares o **hidratos de carbono esenciales** se obtienen fundamentalmente de fruta fresca y verdura no tratada. Algunos autores los denominan «alimentos vivos». También se pueden obtener de cereales completos, pan integral, arroz integral y legumbres.

  Con los alimentos con azúcares no esenciales como los cereales elaborados por el ejemplo el pan, productos de trigo elaborados, azúcar de masa etc., el organismo tiene más dificultad para utilizarlos y los almacena en forma de grasa en especial durante las horas de sueño, si se consumen en menos de aproximadamente dos horas antes de ir a dormir.

- Los **aminoácidos esenciales** de las proteínas se obtienen de pescado, carne, marisco, huevos, suero de leche, yogures elaborados con leche de animales ecológicos, quesos blancos de oveja y cabra, y soja. En caso de que sigas una dieta exenta de productos de origen animal, sería aconsejable seguir las pautas de un experto en el tipo de dieta que hayas elegido para no caer en déficit de algún aminoácido esencial y alguna vitamina.

- Las **grasas esenciales:** obtener omega-6 es fácil en la dieta actual sin embargo, tenemos carencia de omega-3. Si estas dos grasas han de estar equilibrados 1:1, ahora la proporción llega a ser 20:1, lo que significa que nos hace falta comer alimentos que contengan ácidos grasos omega-3: semillas de lino molida, aceite de lino, carnes y lácteos ecológicos pues provienen de animales alimentados con hierba que los aporta, y no con pastos carentes de esta grasa. Pescado azul (caballa, salmón, arenques, atún), frutos secos (nueces, avellanas, almendras, pipas de calabaza). Los suplementos de omega-3 se presentan en cápsulas que contienen aceite de pescado y suelen llevar vitamina E para que no se enrancie.

Estos alimentos tienen gran poder nutritivo y por tanto tendrás menos hambre entre horas y menos ansiedad por comer; importante si partimos de sobrepeso u obesidad.

En la actualidad los alimentos que llegan a nuestras casas no son como los que comieron nuestros antepasados. La mano del hombre ha variado su contenido mediante la manufacturación, alimentación y aporte de hormonas y otros productos químicos a los animales para el consumo humano, pesticidas, etc. Es este el motivo de aconsejar alimentos que provengan de cultivo ecológico o de animales criados de manera ecológica. Además, la forma de cocinarlos también puede alterar o desnaturalizar los componentes esenciales y los enzimas digestivos necesarios para realizar correctamente la digestión en nuestro organismo. Cuanto menos elaboración industrial, mejor.

- En cuanto a las vitaminas y minerales son los elementos indispensables para que los hidratos de carbono, aminoácidos y grasas sean absorbidos, transportados, y utilizados por nuestras células. Una buena manera de aportar al organismo los elementos minerales que necesita es consumir diariamente al menos, un buen plato de ensalada y uno de fruta. Otra forma de aporte es tomar todos los días un jugo preparado en la licuadora, preferiblemente en ayunas, ya que la absorción de vitaminas es mejor cuando el estómago y el intestino están vacíos. Mejor no pelar la fruta puesto que el mayor contenido de minerales se encuentra en la piel. Sí es conveniente lavarla bien para retirar los posibles restos de pesticidas. Otra buena medida es aprovechar el agua de cocer los alimentos para hacer caldos y sopas, excepto de los de hoja verde tipo espinaca, que contienen nitratos.

En estos momentos y por los motivos anteriormente enunciados estamos cayendo en estados carenciales de vitaminas y minerales. Por ejemplo necesitamos más aporte de vitamina E necesaria como antioxidante, o de vitamina D indispensable para formar nuestros huesos o de Hierro para prevenir anemias en las mujeres en edad fértil por sus pérdidas menstruales, ácido Fólico, durante el embarazo, etc. Es por lo que en algunas ocasiones sería conveniente el aporte de suplementos.

• No está de más aportar alimentos funcionales como los prebióticos y probióticos; no obstante queda mucho por conocer sobre estos alimentos, por ejemplo las dosis precisas de algunas vitaminas. Por el momento asegúrate de aportarlos de forma natural.

• Indispensable es la exposición al **SOL** sin la cual se altera la utilización de la vitamina D. Es suficiente con salir a la calle todos los días con zonas descubiertas como las manos, piernas o cara. No estamos hablando de exposición al sol de gran superficie corporal sin protección y por largo tiempo (riesgo de insolación, quemaduras y a largo plazo cáncer de piel). En relación con la necesidad de sol, está probado que nuestras células emiten luz y que a mayor luz, mayor vitalidad. Pues bien esta vitalidad se consigue de, entre otras fuentes, la luz solar y comiendo alimentos «ricos en sol» o sea: los alimentos «vivos».

2. Asegúrate de comer alimentos en cantidad suficiente para que te aporten la energía que necesitas según sexo, edad y actividad física que realizas. Si tus medidas antropométricas (peso, circunferencia abdominal/circunferencia de caderas) o tus análisis sanguíneos, están alteradas, ya sabes: consultar con tu médico y un especialista en nutrición.

Para conseguir estilos de vida saludables se crean las guías alimentarias que van dirigidas a grupos de población sana y con ciertas características comunes. Se elaboran pues, dietas para la infancia, la adolescencia, la mujer fértil, gestante o en periodo de lactancia; deportistas, ancianos, etc., y todas ellas son guías para llevarlas a cabo en un contexto similar, pues en cada lugar geográfico conviven distintas razas, se producen distintos alimentos y se tienen distintos hábitos en la preparación para ser consumidos, etc.

Lo que parece estar claro es que los estudios se dirigen a ampliar los conocimientos día tras días, de tal manera, que podamos acercarnos a dietas personalizadas. Hoy por hoy no se pueden realizar guías individualizadas, por lo que, si alguien necesitara, por circunstancia personales o enfermedades ya establecidas, individualizar su dieta, tendrá que ser pautada por sus especialistas.

Por el momento te puede servir de ayuda la nueva pirámide de nutrición incluida en las Guías Alimentarias para la Población Española, de diciembre 2016); elaborado por el Grupo colaborativo de la Sociedad Española de Nutrición Comunitaria (SENC).

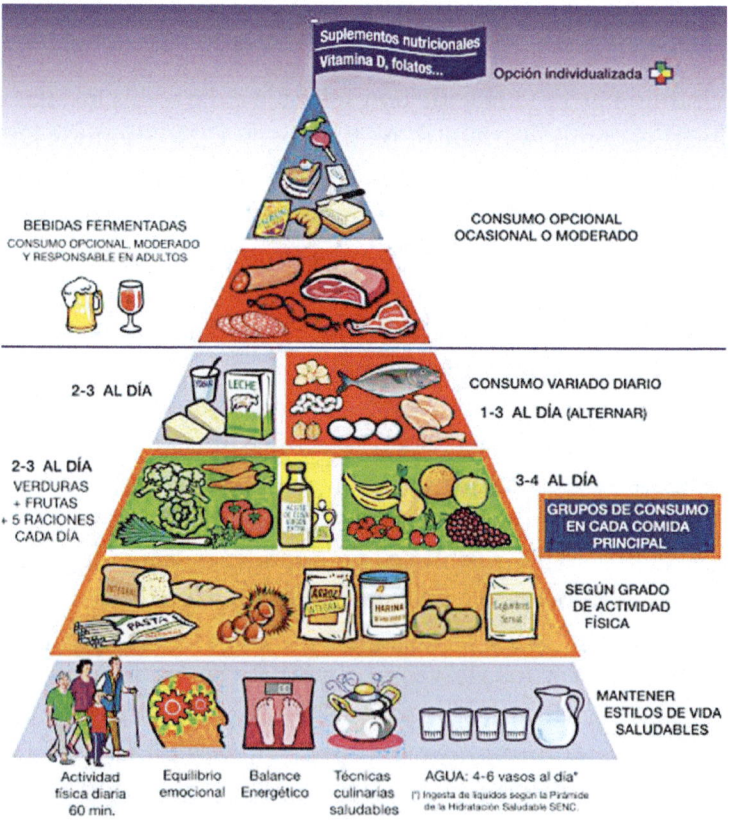

Fuente: Revista Nutrición Hospitalaria. Volumen 33, suplemento 8.

Destacar la base de la pirámide en la que en esta nueva versión, viene ocupada por consejos de hábitos de vida saludable que incluyen: la actividad física, el equilibrio emocional, el balance energético para mantener un peso adecuado, técnicas culinarias saludables y la ingesta de agua adecuada. De todo ello hemos comentado en este libro salvo lo que se refiere a las técnicas culinarias saludables. Al respecto, Montserrat Vilaplana i Batalla, Farmacéutica Comunitaria. Máster en Nutrición y Ciencias de los Alimentos, no indica que: *«El proceso de preparación o cocinado de los alimentos previo a su ingestión es casi tan importante como los alimentos en sí mismos puesto que los nutrientes que aportan pueden ser alterados de una forma sustancial en todos los aspectos. La mayoría de los alimentos que consumimos requieren de estos procesos para que la asimilación de sus nutrientes sea la óptima y se facilite su digestibilidad».*

Y para concluir este capítulo tan importante como difícil de resumir como guía práctica, decir que mucho de lo expuesto como dieta saludable, podría ser perfectamente extrapolable a lo que caracteriza a nuestra maravillosa **«Dieta Mediterránea»**. No estaría de más echar un vistazo a lo que los expertos nos cuentan sobre ella. Pero eso ya se lo dejo al lector, puesto que no voy a entrar a explicar las infinitas dietas que existen, pero dar valor a lo propio es una forma de sentirse agradecido por tenerlo y la vibración del agradecimiento conlleva la atracción a tu vida de lo agradecido.

Y ahora,

¡Bon appetit!

Capítulo 14
ACTIVIDAD FÍSICA

Vivo consciente…

- Si tienes ganas de moverte, ¡MUÉVETE!
- Si no encuentras postura ni sentado ni de pie… ¡MUÉVETE!
- Si tienes un trabajo sedentario ¡MUÉVETE!
- Si no te has movido en todo el día y sientes cansancio. ¡MUÉVETE!
- Si has estado sometido a mucho estrés psicológico… ¡MUÉVETE!

Camina, corre alrededor de la manzana, baila, haz una tabla de gimnasia, un rato de bicicleta estática, sube y baja escaleras, o juega con tus hijos en el suelo…lo que sea de tu **agrado**.

Un hueco en tu **agenda** cada semana para **regalar** a tu cuerpo un poquito de **EJERCICIO FÍSICO**

Organiza **fines de semana** para **divertirte** con pareja, familia, amigos, con algún **DEPORTE**

Agua, Tierra, Aire

Recuerda: La actividad física no es una obligación, es algo que tu cuerpo disfruta.

¡UN CUERPO SANO DESEA MOVERSE!

Según la OMS: al hablar de **ACTIVIDAD FÍSICA,** nos referimos a…«todo movimiento corporal producido por el aparato músculo-esquelético que conlleva gasto de energía».

Este gasto energético estaría por encima del gasto basal, o sea, lo que gastamos simplemente por vivir.

El ejercicio físico y deporte se han englobado dentro de la actividad física en el tiempo libre.

Entendemos por **EJERCICIO FÍSICO** como toda actividad física planificada y estructurada, que se realiza con la intención de mantener o mejorar uno o varios aspectos de nuestra condición física:

Resistencia cardiovascular: capacidad de realizar actividades físicas que impliquen la participación de grandes masas musculares durante un periodo de tiempo prolongado. Se necesita capacidad pulmonar, cardiaca y vascular para aportar oxígeno a los músculos, y que estos pueda utilizarlo para desarrollar su función, y eliminar los productos de degradación del metabolismo.

Flexibilidad: capacidad de las articulaciones para alcanzar su máximo arco de movimiento. Cada articulación es diferente.

Fuerza muscular: capacidad para generar tensión y vencer una resistencia.

Equilibrio: capacidad del sistema músculo-esquelético para mantener un determinada postura.

Coordinación: capacidad del sistema músculo- esquelético para llevar a cabo acciones combinadas.

Composición corporal: composición química del cuerpo.

El **DEPORTE** se define, según la RAE, como:

Actividad o ejercicio físico, sujeto a determinadas normas, en que se hace prueba, con o sin competición, de habilidad, destreza o fuerza física.

Recreación, pasatiempo o ejercicio físico, por lo común al aire libre.

Generalmente se tienen en cuenta cuatro características de la actividad física a la hora de medirla:

Tipo o modo de actividad física: se refiere a los distintos tipos de actividad física que se realizan a lo largo del día. Labores domésticas, subir o bajar escaleras, jugar, trabajar, tiempo libre, etc.

Duración: período de tiempo que se dedica a la realización de un ejercicio. La duración suele estar expresada en minutos.

Frecuencia: número de veces que se realiza un ejercicio o actividad. La frecuencia suele estar expresada en sesiones, episodios o tandas semanales.

Intensidad: grado en que se realiza una actividad, o magnitud del esfuerzo necesario para realizar una actividad o ejercicio. MET son las siglas de equivalente metabólico, y 1 MET es la tasa de consumo de energía en estado de reposo que se ha fijado convencionalmente en 3,5 milímetros por kilogramo de peso corporal y por minuto. (1 kcal/kg/h). Se viene utilizando el MET como referencia para medir la intensidad de una actividad física.

Se calcula que, el consumo calórico es unas 3 a 6 veces mayor (3-6 METs) cuando se realiza una actividad de intensidad moderada, y más de 6 veces mayor (> 6 MET) cuando se realiza una actividad vigorosa.

Según este parámetro, hablamos de:

• **Inactividad o sedentarismo:** dormir, sentarse, ver la televisión.

• Actividad de intensidad **ligera:** caminar ligero (4,5 km/h) (3,3 METs)

• Actividad de intensidad **moderada:** obliga a respirar más fuerte de lo normal. Requiere un esfuerzo moderado, que acelera de forma perceptible el ritmo cardiaco.

Ejemplos:
Caminar a paso rápido

Bailar
Jardinería
Tareas domésticas
Caza y recolección tradicionales
Participación activa en juegos y deportes con niños y paseos con animales domésticos
Trabajos de construcción generales (p. Ej., hacer tejados, pintar, etc.)
Desplazamiento de cargas moderadas (< 20 kg)

- Actividad física **vigorosa** (> 6 METs). En una escala absoluta, intensidad 6,0 veces o más superior a la actividad en reposo para los adultos, y 7,0 o más para los niños y jóvenes. En una escala adaptada a la capacidad personal de cada individuo, suele corresponder a entre 7 y 8 en una escala de 0 a 10. «Supone respirar mucho más fuerte de lo normal, lo que puede ocasionar dificultad para hablar y un aumento sustancial de la frecuencia cardíaca».

Ejemplos:
Footing
Ascender a paso rápido o trepar por una ladera
Desplazamientos rápidos en bicicleta
Aerobic
Natación rápida
Deportes y juegos competitivos (p. Ej., juegos tradicionales, fútbol, voleibol, hockey, baloncesto)
Trabajo intenso con pala o excavación de zanjas
Desplazamiento de cargas pesadas (> 20 kg)

Según el **consumo de oxígeno,** podemos hablar de:

- **Actividad aeróbica o de resistencia**: aquella que mejora la función cardiorrespiratoria. Requiere una mayor demanda de oxígeno de lo normal. No se requiere demasiado esfuerzo: Puede consistir en: caminar a paso vivo, correr, montar en bicicleta, saltar a la comba o nadar.

- **Actividad anaeróbica**: se realiza sin oxígeno, y podemos clasificarla en actividad a láctica cuando se necesita hacer un solo esfuerzo muy intenso en menos de 20", por ejemplo levantamiento de pesas; y actividad láctica: con esfuerzos intensos y de mayor duración, de 45"- 2'

En términos de promoción de la salud, el ejercicio físico constituye un «activo» para la salud, lo que significa, que es un factor que potencia la capacidad del individuo para mantener la salud y el bienestar. Pero esto no se ha descubierto ahora. Ya Hipócrates, (420 a.C.) escribió:

El mantenimiento de la Salud
se basa en abandonar el rechazo al ejercicio.
No se encuentra nada
que de algún modo pueda sustituir al ejercicio,
ya que durante el mismo el calor natural se disipa
y se elimina todo lo superfluo,
mientras que en reposo el calor natural disminuye
y se engendra lo superfluo en el cuerpo,
aunque la comida
sea de la mejor calidad y moderada en cantidad.
Y el ejercicio eliminar el daño
hecho por la mayoría de los malos regímenes
que muchos hombres siguen».

BENEFICIOS DE LA ACTIVIDAD FÍSICA

La actividad física es esencial para el mantenimiento y mejora de la salud y la prevención de las enfermedades, para todas las personas y a cualquier edad. La actividad física contribuye a la prolongación de la vida y a mejorar su calidad, a través de beneficios fisiológicos, psicológicos y sociales, que han sido avalados por investigaciones científicas.

BENEFICIOS FISIOLÓGICOS

- La actividad física reduce el riesgo de padecer: enfermedades cardiovasculares, tensión arterial alta, cáncer de colon y diabetes.

- Ayuda a controlar el sobrepeso, la obesidad y el porcentaje de grasa corporal.

- Fortalece los huesos, aumentando la densidad ósea.

- Fortalece los músculos y mejora la capacidad para hacer esfuerzos sin fatiga (forma física).

BENEFICIOS PSICOLÓGICOS

- La actividad física mejora el estado de ánimo y disminuye el riesgo de padecer estrés, ansiedad y depresión; aumenta la autoestima y proporciona bienestar psicológico.

BENEFICIOS SOCIALES

- Fomenta la sociabilidad.

- Aumenta la autonomía y la integración social, estos beneficios son especialmente importantes en el caso de discapacidad física o psíquica.

BENEFICIOS ADICIONALES EN LA INFANCIA Y ADOLESCENCIA

- La contribución al desarrollo integral de la persona.

- El control del sobrepeso y la obesidad. En esta etapa, el control de la obesidad es muy importante para prevenir la obesidad adulta.

- Mayor mineralización de los huesos y disminución del riesgo de padecer osteoporosis en la vida adulta.

- Mejor maduración del sistema nervioso motor y aumento de las destrezas motrices.

- Mejor rendimiento escolar y sociabilidad.

Fuente:http://www.msssi.gob.es/ciudadanos/proteccionSalud/adolescencia/beneficios.htm

Cada individuo ha de elegir la actividad física más apropiada para él, según edad, gustos, medios, etc. En todo caso siempre hay una forma de moverse, barata, cómoda y satisfactoria, por lo que no existen excusas.

Para los que aún no han elegido, o no saben cuál es lo recomendable para él, extraigo lo que aconseja la OMS, según los grupos de edad.

ACTIVIDAD FÍSICA ACONSEJADA POR GRUPOS DE EDAD

Para niños y adolescentes de 5 a 17 años de edad

- Practicar al menos 60 minutos diarios de actividad física moderada o intensa.

- Duraciones superiores a los 60 minutos de actividad física procuran aún mayores beneficios para la salud.

- Ello debe incluir actividades que fortalezcan los músculos y huesos, por lo menos tres veces a la semana.

Para adultos de 18 a 64 años de edad

- Practicar al menos 150 minutos semanales de actividad física moderada, o al menos 75 minutos semanales de actividad física intensa, o una combinación equivalente entre actividad moderada e intensa.

- Para obtener mayores beneficios para la salud los adultos deben llegar a 300 minutos semanales de actividad física moderada, o su equivalente.

- Conviene realizar las actividades de fortalecimiento muscular 2 o más días a la semana y de tal manera que se ejerciten grandes conjuntos musculares.

Para adultos de 65 o más años de edad

- Practicar al menos 150 minutos semanales de actividad física moderada, o al menos 75 minutos semanales de actividad física intensa, o una combinación equivalente entre actividad moderada e intensa.

- Para obtener mayores beneficios para la salud estas personas deben llegar a 300 minutos semanales de actividad física moderada, o su equivalente.

- Las personas con problemas de movilidad deben practicar actividad física para mejorar su equilibrio y prevenir caídas por lo menos 3 días a la semana.

- Conviene realizar las actividades de fortalecimiento muscular 2 o más días a la semana y de tal manera que se ejerciten grandes conjuntos musculares.

- La intensidad con que se practican distintas formas de actividad física varía según las personas. Para que beneficie a la salud cardiorrespiratoria, toda actividad debe realizarse en periodos de al menos 10 minutos de duración.

Capítulo 15
RELAJACIÓN

Vivo consciente...

Aprende a detectar cuando estás en tensión física y/o mental

Escoge una técnica facilona

Inclúyela dentro de los hábitos diarios

Según el diccionario de la Real Academia de la Lengua (REA):

Relajación: pérdida de tensiones que sufre un material que ha estado sometido a una deformación constante.

En el caso del ser humano las tensiones se producen en nuestro cuerpo y también a nivel mental; por tanto para mantener un estado de salud óptimo es necesario llevar a cabo técnicas de relajación física y mental.

La relajación es una capacidad natural del cuerpo para dejar flojos nuestros músculos eliminando la tensión que sufren durante la actividad diaria. Esta capacidad innata se va perdiendo a lo largo de la vida tan acelerada que vivimos.

Nuestro cuerpo y nuestra mente son inseparables por lo que si conseguimos una relajación física inevitablemente se unirá una relajación mental, consiguiendo armonía y descanso profundo; del mismo modo si realizamos relajación mental, nuestro cuerpo físico se relajará.

Como hemos dicho es algo natural que lo hacemos de manera inconsciente, por ejemplo cuando damos un paseo a la orilla de un río, con una temperatura agradable, sintiendo una brisa tranquila, oyendo una bonita música......nos vamos relajando sin darnos cuenta de lo que está sucediendo; o cuando nos echamos a dormir, pasamos por unas fases de relajación hasta llegar a ser tan profunda que se llega al sueño. En niños esto es así, pero en el adulto, sometido a estrés continuo, incluso la relajación mientras duerme puede verse alterada, y por tanto tener sensación al despertar de no haber descansado.

Por otra parte, podemos relajarnos de manera consciente por ejemplo mediante técnicas de autosugestión mental positiva. Estas técnicas son numerosas, unas más sencillas que otras pero todas ellas requieren un entrenamiento hasta conseguir una relajación física y mental profunda, tan profunda, que incluso se obtienen niveles de consciencia superiores a lo normal. Es desde esta situación, desde donde podemos llevar a cabo métodos para inducir el sueño o incluso hipnosis, o terapias físicas complementarias para el tratamiento de enfermedades orgánicas, o trastornos psicológicos de distinta índole, terapias antiestrés, etc.

Numerosos estudios apoyan la importancia de practicar alguna técnica de relajación. Por ejemplo un estudio realizado por varios centros catalanes y americanos que ha revelado que, *«las técnicas de relajación habituales en psicoterapia, mejoran el rendimiento del cerebro»* o que *«las técnicas de relajación inducen cambios funcionales y estructurales en el cerebro que conducen a una mayor optimización de la sustancia gris».* (Mariana Rovira, coautora del trabajo).

La relajación, constituye la plataforma para realizar meditación y «trabajitos mentales», denominación que suelo utilizar para referirme a actividades mentales como, técnicas de autoconocimiento, de visualización creativa, o técnicas de programación y auto condicionamiento.

Cuando nos relajamos se producen:

- Cambios en el electroencefalograma (E.E.G.): pasamos de ritmos «beta» (12 a 38 Hz) propio de los estados de vigilia con atención y capacidad de proceso de pensamiento consciente, a «alfa» (8 a 12 Hz) que se puede considerar un estado «puente» entre el consciente y el inconsciente con relajación de la consciencia, o incluso pueden aparecer ondas «theta» (4 a 8 Hz) donde tiene lugar inspiración creativa, percepción personal y consciencia espiritual, o llegar a ondas «delta» (1 a 4 Hz) radar empático e intuitivo según algunos autores.

ONDAS DELTA (1 a 4 Hz)	Radar empático e intuitivo
ONDAS THETA (4 a 8 Hz)	Inspiración creativa, percepción personal y consciencia espiritual
ONDAS ALFA (8 a 12 Hz)	«Puente» entre consciente e inconsciente y relajación con consciencia
ONDAS BETA (12 a 38 Hz)	Atención externa y capacidad de proceso de pensamiento consciente
ONDAS GAMMA (38 a 42 Hz)	Autocontrol, memoria, percepción de la realidad, vinculada a los sentidos. Compasión, procesamiento sensorial y de información, aprendizaje y foco

http://navedaclau.blogspot.com.es/

- Descenso del consumo de oxígeno.

- Incremento de la circulación sanguínea cerebral.

- Relajación muscular.

- Vasodilatación periférica.

- Aumento de la sangre total circulante.

- Disminución de la intensidad y frecuencia del latido cardíaco.

- Disminución de la tensión arterial.

- Disminución de la frecuencia respiratoria.

- Aumento de la amplitud respiratoria.

- Disminución de la presión arterial parcial de O_2 y aumento de la de CO_2

- Aumento de secreciones: digestivas, saliva (y de Inmunoglobulina A salival), sudor...

- Disminución del cortisol (el cortisol que se produce ante un estado de estrés agudo puede permanecer en sangre hasta 6 horas después), y prolactina sanguíneos.

- Modificaciones de la resistencia galvánica de la piel.

Todos estos cambios fisiológicos tendrían su expresión en una serie de «síntomas» físicos, psíquicos, e incluso espirituales, más o menos objetivos o subjetivos, si bien no siempre están todos presentes ni en la misma intensidad, ni tampoco tienen por qué aparecer en este orden temporal o de importancia:

- Respiración tranquila, profunda y rítmica.

- Distensión muscular.

- Sensación de calor interno y cutáneo.

- Latido cardíaco rítmico y suave.

- Reducción del nivel de ansiedad.

- Mejoría de la percepción del esquema corporal.

- Afloramiento ocasional de contenidos inconscientes.

- Estado no ordinario de conciencia: Focalización/Expansión.

- Vivencia de «fluencia» con el mundo externo.

- Vivencias integrativas (cuerpo-mente, yo-mundo…).

- Vivencia del «Aquí y Ahora».

Pero hay que añadir que existen situaciones donde habría que plantearse si realizar técnicas de relajación conscientes puede ser peligroso. Fundamentalmente nos referimos a enfermedades psiquiátricas como la hipocondría, esquizofrenia, trastornos disociativos; drogodependientes o alcohólicos, y en algunas patologías físicas como la Esclerosis Lateral Amiotrófica (ELA), epilepsia, diabéticos insulinodependientes, o situaciones con riesgo de hipotensión. Si padeces alguna enfermedad y tiene dudas, consulta con un médico y/o con un experto en relajación.

Podríamos afirmar sin ningún riesgo a equivocarnos, que la relajación contribuye a mejorar la calidad de vida de todo aquel que la pone en práctica regularmente.

TÉCNICAS DE RELAJACIÓN

Se sabe que las civilizaciones antiguas como egipcios, griegos, y civilizaciones orientales como indios, chinos, japoneses, etc., han utilizado técnicas de relajación física y mental, ya fuera con fines terapéuticos o religiosos. Pues son de algunas de estas civilizaciones de donde se han obtenido las bases para elaborar los métodos que actualmente utilizamos.

Más próximos en el tiempo podríamos hablar de estudiosos como Johanes Heinrich Schultz (1884-1970), neurólogo alemán que elabora su teoría sobre la práctica autógena basándose en ejercicios respiratorios, que, permiten una buena oxigenación celular y una total distensión muscular, induciendo un estado de calma y relajación saludables. Su técnica se conoce como: **entrenamiento autógeno o relajación sugestiva de Schultz.**

Edmund Jacobson fisiólogo, médico estadounidense que en los años 1930 expone sus ideas sobre la relajación muscular considerándola como uno de los mejores procedimientos para alcanzar un estado de paz, sosiego y serenidad. Su técnica se llama: **relajación muscular progresiva de Jacobson.**

Otro pionero fue José Silva, nacido en 1914 en Laredo, Texas, empezó a usar la hipnosis para tranquilizar la mente de sus hijos, y descubrió que el cerebro era más eficaz cuando estaba menos activo. En frecuencias más bajas, el cerebro recibía y acumulaba mejor la información. Pero ¿cómo mantener a la mente alerta en estas frecuencias, que están asociadas más bien con el soñar despierto y el dormir que con la actividad práctica? Realizó abundantes estudios prácticos para demostrar el extraordinario potencial de la mente humana, capaz de encontrar solución a numerosos problemas psíquicos o físicos, una vez que alcanza un grado de relajación profundo donde predominan «ondas alfa» en el EEG. De sus libros, el que más se conoce es: «**Método Silva de Control Mental**».

Alfonso Caycedo, médico neuropsiquiatra (Colombia, 1932), creó en España, en 1960 la **Sofrología Médica** en la cual incorpora métodos de relajación basados en técnicas del Budismo, de Yoga y Zen.

Según Caycedo existen **tres estados de consciencia:**

> Cualquier persona tiene la posibilidad existencial de habitar un campo de **Consciencia Ordinaria o normal (C.O.)**, es decir, de estar en el mundo dentro de un estado normal de «*darse cuenta de*» cuanto acontece en el universo interior y mundo exterior, disfrutando de las cualidades que determinan la estructura de nuestra mente, que llamamos consciencia psicológica.

> Una segunda posibilidad se caracteriza fundamentalmente por «*no darse cuenta de*», es decir, por la imposibilidad, más o menos manifiesta, de no percibir la propia realidad interior o la del entorno, esta sería el campo de la **Consciencia Patológica (C.P.)**.

> Una tercera posibilidad vendría dada por el hecho de que cualquier persona puede a través de un entrenamiento adecuado de su actividad consciente, alcanzar un campo distinto o extraordinario de consciencia o campo de **Consciencia Sofrónica (C.S.)**, caracterizado por «*darnos cuenta de que nos damos cuenta de*» cuanto acontece. **A este estado se accede por medio de un método específico de relajación: relajación dinámica, y es desde este estado de consciencia desde donde se pueden llevar a cabo funciones que no se pueden realizar en otros.**

Un brevísimo resumen de los fundamentos, indicaciones, contraindicaciones y efectos secundarios de las técnicas sofrológicas, según nos explica el Dr. Luis Rekarte, Licenciado en Medicina por la Facultad Complutense de Madrid y Naturista.

SOFROLOGÍA

Fundamento:

Una de las metas que desde un principio se propuso Caycedo fue establecer un puente de unión entre la cultura Oriental y la Occidental, reuniendo científicos de ambas culturas con un objetivo común: el estudio de la consciencia y su corporalidad.

Indicaciones

1. De tipo **Terapéutico**: los profesionales de las ciencias de la salud (médicos, enfermeras, psicólogos, fisioterapeutas, logopedas, odontólogos, etc.) utilizan las técnicas sofrológicas de forma única o complementaria a su terapia con el fin de que el paciente las incorpore dentro de su propio tratamiento.

2. De tipo **Pedagógico**: la metodología sofrológica se aplica para reforzar capacidades intelectuales tales como la atención, concentración, aprendizaje y memoria en diferentes grupos de edad.

3. De tipo **Preventivo:** aporta un método de entrenamiento (la Relajación Dinámica de Caycedo) para toda persona que quiera conocer mejor su consciencia, desarrollar sus capacidades, adquirir mayor resistencia ante problemas de origen psicosomático y conquistar una mejor calidad de vida.

Contraindicaciones

• Patologías psiquiátricas severas.

Efectos secundarios:

• Ninguno.

Fuente: http://www.rekarte.com/sofrologia-medica/

Como se puede apreciar son muchos los diversos métodos para conseguir una relajación física y mental, pero haciendo gala de mi pragmatismo, voy a explicar uno solamente de los mencionados. Si quieres comenzar a aprender o deseas experimentar con otros métodos diferentes a los que ya conoces, te recomiendo acudir a un monitor experto, o si te gusta ser autodidacta, «bajarlos» de internet, seleccionar un video donde una persona te vaya dirigiendo la relajación, hasta que aprendas a llevarla a cabo tú mismo sin dirección.

Antes de comenzar tu aprendizaje propiamente dicho, hay que tener en cuenta algunas consideraciones:

EL LUGAR PARA REALIZAR LA RELAJACIÓN

El lugar donde realicemos la práctica tiene que cumplir unos requisitos mínimos:

- Ambiente tranquilo, sin demasiados ruidos y lejos de los posibles estímulos exteriores que nos puedan perturbar

- Temperatura adecuada; la habitación tiene que tener una temperatura moderada (ni alta ni baja) para facilitar la relajación.

- Luz moderada; es importante que se mantenga la habitación con una luz tenue.

LA POSICION PARA LA RELAJACIÓN

Podemos utilizar diferentes tipos de posiciones.

- Tendido sobre una cama o un diván con los brazos y las piernas ligeramente en ángulo y apartados del cuerpo.

- Un sillón cómodo y con brazos; en este caso es conveniente que utilicemos apoyos para la nuca y los pies.

- Sentados en una silla o banqueta: «posición del cochero»

LA ROPA

Se aconseja poner prendas de vestir no ajustadas para que no puedan interferir en el proceso o que sean fuente de una tensión extra.
Gafas, zapatos, sujetadores, lentes de contacto, etc. Serán valorados por parte de quien realiza la relajación.

ESTADO FISIOLÓGICO

Interfiere la relajación tener, sed, hambre, sueño (salvo si es con fines de vencer insomnio, ya que te puedes quedar dormido sin llegar al final del entrenamiento).

También se recomienda haber pasado por el W.C. antes de comenzar.

RECOMENDACIONES PRÁCTICAS

Las siguientes sugerencias, han sido tomadas de Goldfried y Davidson (1976) y recogidas por T. Carnwath y D. Miller (1989), pues han demostrado su utilidad en la práctica clínica.

- *Date cuenta de que estás aprendiendo una nueva habilidad, del mismo modo que podría aprender a conducir o a practicar algún deporte; y te llevará algo de tiempo.*

- *Podrías tener sensaciones «extrañas», tales como hormigueo o sensación de flotar. Esto son señales positivas de que se está «soltando». De un modo similar, la ansiedad, por un incremento aparente de los síntomas, como la frecuencia cardíaca o la tensión muscular, indica simplemente una mayor conciencia física y no una disfunción física resultante.*

- *Mientras ejercitas, «deja que las cosas ocurran y déjate llevar por el proceso».*

- *No debes tener miedo de perder el control, pues eres libre de dejarlo en cualquier momento. Solo tú eres responsable de la situación. Comprueba tu miedo periódicamente.*

- *El aprendizaje de la relajación no es un examen que implique aprobar o suspender. Ni se desea un esfuerzo porfiado. Es muy posible que los efectos tarden en aparecer y esto es normal (¡llevas mucho tiempo tenso!).*

- *Eres libre de moverte en la silla para buscar una posición cómoda, aunque no debes hacer movimientos corporales innecesarios o bruscos, ni debes hablar con el monitor si estuviera presente.*

- *Puedes mantener abiertos los ojos inicialmente si te sientes más cómodo así, aunque más adelante debes intentarlo con los ojos cerrados.*

Fuente:https://www.psyciencia.com/video-tecnica-de-relajacion-muscular-profunda/

RELAJACIÓN MUSCULAR PROGRESIVA DE JACOBSON

Este método tiene tres fases:

1. Fase de **tensión-relajación.** Se trata de tensionar y luego de relajar diferentes grupos de músculos en todo el cuerpo, con el fin de aprender a reconocer la diferencia que existe entre un estado de tensión muscular y otro de relajación muscular. Esto permite llegar a un estado de relajación muscular de todo el cuerpo. Se debe tensionar varios segundos cada cinco y diez minutos y relajar lentamente.

2. Fase de **revisión mental** de los grupos de músculos, comprobando que están totalmente relajados.

3. Fase **relajación mental**. Piensa en una escena agradable y positiva, o detén tus pensamientos. Algunos expertos en vez de intentar parar los pensamientos, lo que aconsejan es observarlos entrando en tu mente por un lado y saliendo por el lado contrario, sin interferir.

Estas tres fases pueden durar entre 10 y 15 minutos, depende de la destreza que vayas alcanzando con la práctica. Puede repetirla varias veces al día, si así lo deseas.

Una vez que te sientas cómodo en el lugar, el ambiente y la postura elegida, concéntrate en tu **respiración regular**, consiguiendo que sea lenta, rítmica y abdominal (como aprendiste en el tema correspondiente). Y a continuación comienza con las tres fases de la relajación, como se indica.

1. TENSIÓN-RELAJACIÓN

A. Relajación de cara, cuello y hombros con el siguiente orden (repetir cada ejercicio tres veces con intervalos de descanso de uno segundos):

- Frente: arruga unos segundos y relaja lentamente.

- Ojos: abrir ampliamente y cerrar lentamente.

- Nariz: arrugar unos segundos y relaja lentamente.

- Boca: sonreír ampliamente, relaja lentamente.

- Lengua: presionar la lengua contra el paladar, relaja lentamente.

- Mandíbula: presionar los dientes notando la tensión en los músculos laterales de la cara y en las sienes, relaja lentamente.

- Labios: arrugar como para dar un beso y relajar lentamente.

- Cuello y nuca: flexiona hacia atrás, vuelve a la posición inicial.

- Flexiona hacia adelante, vuelve a la posición inicial lentamente.

- Hombros y cuello: elevar los hombros presionando contra el cuello, vuelve a la posición inicial lentamente.

B. Relajación de brazos y manos.

- Contraer, sin mover, primero un brazo y luego el otro con el puño apretado, notando la tensión en brazos, antebrazos y manos. Relaja lentamente.

C. Relajación de piernas: estirar primero una pierna y después la otra levantando el pie hacia arriba y notando la tensión en piernas: trasero, muslo, rodilla, pantorrilla y pie. Relaja lentamente.

D. Relajación de tórax, abdomen y región lumbar:

- Espalda: brazos en cruz y llevar codos hacia atrás. Notará la tensión en la parte inferior de la espalda y los hombros.

- Tórax: inspirar y retener el aire durante unos segundos en los pulmones. Observar la tensión en el pecho. Espirar lentamente.

- Estómago: tensar estómago, relajar lentamente.

- Cintura: tensar nalgas y muslos.

2. REVISIÓN MENTAL

Repasa mentalmente cada una de las partes que hemos tensionado y relajado para comprobar que cada parte sigue relajada, relaja aún más cada una de ellas. Para ello ayúdate de la respiración. Cuando espires, relaja aún más.

3. RELAJACIÓN MENTAL

Para terminar, piensa en algo agradable, algo que te guste, que sea relajante, una música, un paisaje, etc., o bien imagina una puerta de entrada y otra de salida por donde entran y salen tus pensamientos; obsérvalos sin interferir en su movimiento.

Cuando te parezca oportuno, si no vas a seguir hacia una visualización creativa, ve moviendo tu cuerpo lentamente comenzando desde los pies hasta tu cabeza, y abre los ojos. Cuidado con ponerte de pie de forma brusca, puedes marearte y caer.

TÉCNICA COHERENCIA RÁPIDA ®

Lo más actual en el tema de relajación y control del estrés viene determinado por lo que se conoce como coherencia cardiaca.

El corazón no solo está compuesto de células musculares, sino que cuenta con un entramado neurológico con más de 40000 neuronas, lo que le otorga una «inteligencia» que supera la del cerebro. El campo electromagnético del corazón es el mayor de todos los órganos de nuestro cuerpo. Los estudios llevados a cabo por investigadores en el Instituto de HeartMath (https://www.heartmath.org/), prueban que el corazón no se limita al bombeo de sangre sino que tiene una inteligencia propia que interviene en la percepción de nuestra realidad, y que en un nuevo ser funciona con anterioridad a la del cerebro.

Hablamos de coherencia cardiaca cuando se establece una armonía entre el campo eléctrico del corazón, y el de otro órgano (cada órgano de nuestro cuerpo «late» de diferente manera, pero todos ellos tienen su propio campo energético). Cuando describimos la técnica de coherencia cardiaca en realidad nos referimos a una forma muy concreta de establecer dicha coherencia entre corazón y cerebro. La Técnica de coherencia rápida® ha sido aportada por este Instituto de HeartMath, con el propósito *de «proporcionar herramientas que nos conectan con el corazón de «quiénes somos en realidad» para vivir una vida más saludable, satisfactoria y construir un futuro mejor»…. Desde 1991, el HeartMath Institute ha investigado y desarrollado herramientas confiables y científicamente fundadas para ayudar a las personas a conectar la conexión entre sus corazones y mentes, y profundizar su conexión con los corazones de los demás».*

Esta técnica como su propio nombre indica se realiza de una manera extraordinariamente rápida y eficaz, creando en un minuto un estado de armonía entre los pensamientos y las emociones lo que induce un la relajación y reducción del estrés ante cualquier situación que te produce algún conflicto interior: preocupación, tristeza, impotencia, agresividad, enfado o ansiedad.

Esta situación de tranquilidad, paz, quietud (comprobable claramente con el cambio en el latido cardiaco que se puede ver en el E.C.G.) condiciona un estado de consciencia que conecta con tu sabiduría interior lo que te ayuda a establecer aclaraciones sobre dudas que se te plantean en ese momento de tu vida en relación con cualquier tema. Además sientes más energía, confianza y seguridad.

En España son muchos los que se decantan por esta técnica ofreciendo enseñanzas a profesionales de la salud, empresas y particulares.

TÉCNICA COHERENCIA RÁPIDA ®

(3 pasos)

- Paso 1: **pon tu atención en tu corazón** (puede ser el centro del pecho). Así te concentras en el corazón (tu mundo interior), y abandonas el cerebro como foco principal de conexión con la realidad.

- Paso 2: **respira despacio** durante unos segundos, con el fin de relajarte y respira **desde el corazón** profundamente, e imagina que tu aliento entra y sale a través de la zona del centro de tu pecho. Respira hasta que te sientas cómodo con un ritmo determinado.

- Paso 3: evoca un pensamiento, persona o experiencia que te lleve a percibir un **sentimiento lo** más agradable que puedas: afecto, amor, gratitud, gozo… de la forma más honesta y sincera que puedas. En este punto es cuando se establece la coherencia, la conexión entre corazón y cerebro.

Puedes disfrutar de este momento hasta que decidas terminar, o puedes una vez conseguido este estado de consciencia aprovecharte de la inteligencia del corazón, es decir puedes realizar una pregunta a la cual no encuentras una respuesta que te convenza. La pregunta ha de ser breve y clara, tu sabiduría (cardiaca y cerebral al unísono) conoce claramente lo que te ocurre, no necesitas dar explicaciones.

A partir de aquí se pone en funcionamiento una comunicación entre tu interior y tu consciencia de tal manera que la respuesta la puedes sentir de varias maneras: con mensajes, sensaciones físicas, sentimientos. A medida que ejercites sabrás como se comunica tu inconsciente con tu consciente. Esta respuesta es 100% fiable para ti, y recalco el «para ti» pues a otra persona puede que no le sirva.

Aunque en el próximo capítulo se explican aproximaciones a la creación de la realidad partiendo de la visualización creativa y los decretos de acuerdo con las diversas teorías de autores de todos los tiempos, sin duda te invito a que utilices esta técnica de coherencia cardiaca como plataforma desde donde experimentar todo cuanto te contaré.

Capítulo 16
VISUALIZACIÓN CREATIVA

Vivo consciente...

Si deseas vivir otra realidad con respecto a... tu **salud**......

¡CREALA! **¡HAZ QUE SE MANIFIESTE!** ¡ELÍGELA!

RESPIRA, ENTRA EN COHERENCIA CARDIACA y VISUALIZA

y mientras tanto decreta:

«YO SOY SALUD»

¡Tenemos todo el poder necesario *para crear todos los cambios que deseemos!*

¿Qué es visualizar mentalmente? Ni más ni menos que imaginar.

Cuando visualizas «un avión verde volando debajo de una silla», estás imaginando, estás creando una imagen mental donde puedes recrear todo cuanto quieras: el tamaño, forma, color del avión, el sonido, las piruetas que hace, la velocidad que lleva, el tamaño de la silla....

Las imágenes pueden coincidir o no con lo realmente posible. No obstante imaginar lo imposible es un entrenamiento, y además te abre a otras posibilidades. Todos los inventores y descubridores, imaginaron en un momento dado algo imposible, para el momento en que vivían. Pongamos por caso: si alguien no hubiera imaginado un foco de luz, sin fuego, ni aceite, no gozaríamos hoy de la luz eléctrica.

Generalmente se realiza con los ojos cerrados enfocados al entrecejo como si tuvieras delante una pantalla de cine donde «ves» la película de lo que estás creando...

¿Para qué sirve visualizar? Ya hablamos de que en el universo «TODO ES MENTE» (Parte II) y es por esta razón por lo que se realiza visualización mental. El objetivo no es ni más ni menos que crear de forma consciente, voluntaria, en esa pantalla mental, lo que deseas que ocurra en tu realidad. Es por ello que lo llamamos VISUALIZACIÓN CREATIVA (VC). En sofrología hablamos de ANTICIPACIÓN DEL FUTURO pues sería como traer a tu mente en el presente, lo que quieras que sea un hecho que tendrá lugar en el futuro: una entrevista de trabajo, una carrera deportiva, etc.

Si te dijera que conozco el mecanismo íntimo de cómo sucede te mentiría, pero sí que puedo asegurar que tu imaginación funciona como si enviara **información,** que de alguna forma es leída, interpretada y materializada. En mi experiencia, algunos deseos se me materializaron tal como los imaginé, otros se materializaron superando con creces mi imaginación; unos se manifestaron en horas, otros en días y otros tardaron algunos años, pero todos, ¡TODOS!, se han ido manifestando, si cumplían los requisitos previos, como veremos.

La primera vez que oí hablar de esta actividad mental fue hacia el 2005 cuando realizaba el Curso de Monitor de Relajación y Desarrollo Personal. Uno de los temas era precisamente este: la visualización creativa. Mi profesor del curso, Santiago Pazín, escribía:

> ### ¡No lo olvides!
>
> *La mente es creativa y te permite crear aquello que desees.*
>
> *Por lo tanto, la finalidad de la VC es crear a voluntad una imagen mental de lo que deseamos que acontezca en la vida.*
>
> *Dado que la imaginación no tiene límites, puedes usar la VC en la salud, la superación personal o en el campo espiritual.*

Fuente: Curso de Monitor de Relajación y Desarrollo Personal. Santiago Pazín

Me atrajo hasta tal punto que comencé a buscar información relacionada. Fueron muchísimos los libros que leí al respecto, los estudié y los puse en práctica. Unos me eran más fáciles de comprender, otros eran bastante enrevesados pero poco a poco fui aprendiendo, y sigo aprendiendo. Ni que decir tiene que mi vida cambió por completo. A medida que iba ensayando, mis deseos se iban haciendo realidad. Es por ello que, cuento todo esto desde la convicción plena de que es verdad. Todos los textos consultados hablan de que este conocimiento se tiene desde hace miles de años, y quienes lo aplicaron en su vida obtuvieron cuanto desearon.

Muchos pensarán que todo esto es filosofía, imaginación, religión, misticismo, metafísica, sin ninguna base «científica». Einstein aseguraba: *«La ciencia no es más que un refinamiento del pensamiento cotidiano».*

Pues bien, para comenzar, decir que es curioso como comprobarás a continuación, que, en todos los tiempos conocidos por el hombre encontramos referencias a este fenómeno. Observa que el credo de cada uno influye en la manera de contarlo, en el lenguaje, en relación al lugar, época, conocimientos, etc., pero no difiere en el fondo.

De entre las informaciones más antiguas, quiero destacar las recogidas en el libro *El Kybalión* del cual he extraído algunos conceptos que he ido plasmando a lo largo de este libro. Escrito en el siglo XIX por los autodenominados «Los tres iniciados», que han permanecido en el anonimato hasta la fecha, resume las enseñanzas del «hermetismo», en concreto habla de «**Los siete principios del hermetismo**», nombre adoptado de Hermes Trismegisto del que se dice que fue un místico estudioso de temas «ocultos» en Egipto, antes de los primeros faraones. Pues bien, el primero de los Principios Herméticos es:

PRINCIPIO DEL MENTALISMO: *«TODO ES MENTE. EL UNIVERSO ES MENTAL. Nuestra realidad, tal y como la conocemos, es una creación mental del TODO, en cuya mente vivimos, nos movemos y tenemos nuestro ser».*

En **LA BIBLIA** son múltiples las citas que hacen referencia a conseguir aquello que se desea si se pide con fe. Algunas de ellas son:

- «*Es, pues, la fe, la certeza de lo que se espera, la convicción de lo que no se ve. Por ella alcanzaron buen testimonio los antiguos. Por la fe comprendemos que el universo fue hecho por la palabra de Dios, de modo que lo que se ve fue hecho de lo que no se veía.*» Hebreos 11:1-3

- «*Por eso os digo que todas las cosas por las que oréis y pidáis, creed que ya las habéis recibido, y os serán concedidas.*» Marcos 11: 24

- «*Además os digo, que si dos de vosotros se ponen de acuerdo sobre cualquier cosa que pidan aquí en la tierra, les será hecho por mi Padre que está en los cielos.*» Mateo 18:19

En 1528, en Italia, existió Paolo Caliari, famoso pintor a quién se le conoce como **Paolo Veronese** o Paolo el veneciano. Según se cuenta en el libro «La presencia de los Maestros» de Jeanne Ruland, este hombre al morir se convirtió en un Maestro que ayuda a los hombres en su camino en el mundo. El afirma:

«*…Yo te guiaré a un lugar. Ahí encontrarás un espacio vacío. El espacio de tu identidad te espera. Espera ser llamado del genio de tu alma. Confía en la luz de la inspiración. Te guiará a partir de ahora. Te enseñará el arte del **amor vivo**. La **aplicación a la forma**. Cuando estés preparado, empieza. Aprende entonces a **dominar tus actos y tus manifestaciones**. Conviértete en maestro de la expresión de la presencia divina del **YO SOY**.*»

William Blake, (Londres, 1757-1827), poeta y pintor, así como un gran místico, escribió:

«*Lo que parece ser, es, para aquellos a quienes parece ser, y es producto de las consecuencias más terribles para aquellos a quienes parece ser*».

Max Karl Ernest Ludwig Planck: (Alemania. 1858 -1947). Físico y matemático alemán considerado como el fundador de la teoría cuántica. Los experimentos en el nivel cuántico demuestran que la materia existe como *probabilidades y tendencias* en vez de como cosas absolutas, sugiriendo que la «realidad» podría no ser tan real ni tan sólida después de todo.

Y la energía que conecta lo que existe, es lo que Planck describió como la *«Matriz»* de todas las cosas. Cómo una *«Mente consciente e inteligente.»*

Conny Méndez (1898-1979), en 1946 funda el movimiento de Metafísica Cristiana en Venezuela. En su libro «METAFÍSICA 4 EN 1». Vol. 1, escribe:

> *«Aprende la Gran Verdad:* **LO QUE TÚ PIENSAS SE MANIFIESTA.** *Los pensamientos son cosas. Es tu actitud la que determina todo lo que te sucede. Tu propio concepto es lo que tú ves, no solamente en tu cuerpo y en tu carácter, sino en lo exterior; en tus condiciones de vida: en lo material, sí, tal como lo oyes. Los pensamientos SON COSAS».*

> *«Cualquier cosa que estés manifestando, que te esté ocurriendo contraria a la armonía perfecta, o que tú mismo estés haciendo o sufriendo contraria a la armonía perfecta, se debe a una creencia errada que tú creaste, ya lo sabes, y que por reflejo estás lanzando hacia afuera y atrayendo su igual, del exterior. No tiene nada que ver con tu yo superior. Éste continúa perfecto. Sus condiciones y su situación son perfectas».*

> *«Cada palabra que se pronuncia es un decreto que se manifiesta en lo exterior. La palabra es el pensamiento hablado».*

> *«Todo lo que tú temes lo atraes y te ocurre».*

Conny incluso nos enseña un decreto para crear:

> *«Yo deseo tal cosa. En armonía para todo el mundo y de acuerdo con la voluntad divina. Bajo la gracia y de manera perfecta. Gracias Padre que ya me oíste».*

Wallace D. Wattles (1910), escritor estadounidense del movimiento «Nuevo Pensamiento», en su libro **«La ciencia de hacerse rico»**, explica los pasos a dar para atraer cuanta riqueza se desee. Dichos pasos son aplicables a cualquier otro deseo.

(En este libro se inspiró Bhonda Byme en 2007 para escribir su libro «El Secreto»)

«Es una ciencia exacta, como lo son el álgebra o las matemáticas. Hay ciertas leyes que gobiernan el proceso de adquirir la riqueza; unas leyes que, una vez aprendidas y seguidas por cualquier hombre, harán que se enriquezca con una certeza matemática. Se trata de una ley natural que hace que determinadas causas produzcan determinados efectos; y, por lo tanto, cualquier hombre o mujer que aprende a desenvolverse con soltura con sus normas, infaliblemente se enriquecerá».

«Hay una MATERIA PENSADORA, de la cual todas las cosas proceden y en su estado original, impregna, penetra y llena los interespacios del universo»

«El hombre puede formar cosas en su pensamiento y si impregna esta sustancia sin formar, puede causar la cosa que él piensa debe ser creada. Esta sustancia es siempre creativa y nunca de espíritu competitivo.

«El hombre debe formarse una IMAGEN MENTAL clara y definida de las cosas que él desea tener, hacer o convertirse y él debe mantener esta imagen mental en sus pensamientos, estando profundamente agradecido al SUPREMO porque le concederá todos sus deseos»

«Nunca es demasiada la importancia que se pone en la contemplación frecuente de la IMAGEN MENTAL, acoplada con la FÉ firme y la GRATITUD devota»

Neville Goddard (Nacido en Barbados en 1905, murió en 1972 en Los Ángeles, California, Estados Unidos) es el autor de «**LA LEY DE ASUNCIÓN:** *Si desde tu consciencia persistes en la emoción de la asunción del resultado, hasta que se convierta en dominante, el logro será seguro».*

Fred Alan Wolf (1934, 83 años de edad, Chicago, Illinois, Estados Unidos). Doctor en Física Cuántica. Escribió el libro: «La Mente en la Materia» donde expone, en su afán por encontrar el puente que une «lo de dentro» con «lo de fuera», *«una visión de cómo lo no manifestado, llega a ser manifestado y de cómo nuestra conciencia, un momento tras otro crea el mundo y el universo que habitamos».* Palabras de **Deepák Chopra** (Nueva Delhi. 1947. 70 años.)Médico y escritor de obras sobre espiritualidad y el poder de la mente en la curación médica.

Este autor hace referencia a los llamados «**universos paralelos**» como teoría dentro de la física cuántica; de tal manera que cuando observamos algo, tanto nosotros como lo observado de forma inseparable, entramos en un nuevo universo; un universo paralelo al que veníamos vivenciando. Estos universos ya están «creados» sin relación al espacio ni al tiempo: ya fueron, son y serán. Al observar algo nuevo, enfocamos nuestra atención en ello y queda «elegido» como nuevo universo real. En cada universo se va manifestando la realidad siguiendo, lo que el autor denomina un «**guion**», que a su vez depende de nuestras creencias, pues cada creencia elige un universo paralelo.

Me preguntaba una y otra vez, de qué dependería que la manifestación de unos deseos fuera muy rápida, y en otros casos tardaba y tardaba, incluso años. Al estudiar esta teoría comprendí, que algunos deseos me parecen más fáciles de conseguir, dentro de los esquemas conocidos y por tanto, en el guion introduzco la creencia de «más fácil». Sin embargo con otros deseos asumo creencias de dificultad o incluyo patrones de juicio, o no tengo muy claro si lo que digo desear, lo deseo de verdad, lo que cambia el guion a cada momento, lo que se traduce en «tiempo» en mi realidad. Si deseo conseguir 100 €, es más fácil que 10000 €, sin embargo, objetivamente sería lo mismo; la manifestación no hace distinción en cuanto a cantidades.

En resumen, lo que percibimos, lo que sentimos, lo que pensamos, lo que hacemos, van enfocando universos paralelos que se van manifestando. El enfoque de cada universo de forma consciente, se podría llevar a cabo de distintas maneras, como veremos más adelante.

Por ejemplo cuando dices «**YO SOY SALUD**» estás eligiendo y enfocando un universo en tu vida donde solo existe la salud, y el guion para que esto se dé, encaja con tus creencias sobre cómo conseguir estar sano. Esto aclara por qué algunas terapias son eficaces para unas personas y no para otras aun con la misma enfermedad, según esté o no recogida en el guion del universo paralelo que esté vivenciando la persona, o si está dispuesta a cambiarlo, etc.

Gregg Braden: (1954. 63 años. Misuri, Estados Unidos). Físico científico y Metafísico. De su libro: «La Matriz Divina. Cruzando las barreras del tiempo, el espacio, los milagros y las creencias», y por la gran importancia de sus investigaciones sobre el tema que nos ocupa, no puedo por menos de «copiar y pegar» algo que nos ayuda a poner en práctica la creación de la realidad consciente.

> *«La existencia de este campo implica tres principios que tienen efecto directo en la forma en que vivimos, lo que **hacemos**, en lo que **creemos**, e incluso cómo nos **sentimos** cada día de nuestras vidas. Hay que admitir que estas ideas contradicen directamente muchas creencias firmemente establecidas tanto en la ciencia como la espiritualidad. No obstante, al mismo tiempo, son precisamente estos principios los que abren la puerta a un estilo de vida empoderado y positivo de ver nuestro mundo y de llevar nuestras vidas:*
>
> *1. El primer principio sugiere que puesto que todo existe dentro de la Matriz Divina, **todas las cosas están conectadas**. Si así es, entonces lo que hacemos en una parte de nuestras vidas debe tener efecto e influencia en otras partes.*
>
> *2. El segundo principio propone que la Matriz Divina es **holográfica**, lo que quiere decir que cualquier porción del campo contiene todo lo del campo. Se cree que la conciencia por sí misma es holográfica, esto significa que la oración que hacemos en la sala de nuestras casas, por ejemplo, ya existe con nuestros seres amados y en el lugar a donde fue dirigida. En otras palabras, no hace falta enviar nuestras oraciones a ningún lugar, porque ya existen en todas partes.*
>
> *3. El tercer principio implica que **el pasado, el presente y el futuro están** íntimamente unidos. La Matriz parece ser el recipiente*

que contiene el tiempo, ofreciendo continuidad entre las opciones de nuestro presente y las experiencias de nuestro futuro. Independientemente de cómo lo llamemos o cómo lo definan la ciencia y la religión, es claro que hay algo más: una fuerza, un campo, una presencia, que es la gran «red» que nos conecta con nuestro mundo, mutuamente y con un poder mayor.

Si podemos llegar a comprender verdaderamente los tres principios que nos hablan de nuestra relación con los demás, con el universo, con nosotros mismos, entonces los eventos de nuestras vidas adquieren un significado totalmente nuevo. Nos volvemos partícipes en lugar de víctimas de fuerzas que no podemos ver o entender. Nuestro empoderamiento realmente comienza cuando estamos en dicho lugar.

✳ ✳ ✳

.....*«La emoción humana (creencias, expectativas y sentimientos) es el **lenguaje** que reconoce la Matriz Divina».*

La lista de referencias a este tema sería interminable. Ni que decir tiene que el lector que se sienta especialmente interesado haría muy bien en leer a cada uno de estos autores, ¡No tienen desperdicio!

¡Vamos a lo práctico!

Sustancia, matriz, materia pensadora, campo de energía, lenguaje, creencias, emociones, pensamientos, deseos, manifestación...

Este coctel maravilloso es la clave de la **CREACIÓN DE LA REALIDAD.**

Para realizar una visualización creativa eficaz, se han de poner todos estos ingredientes. Como puedes ver por un lado se da importancia a la **palabra** como **pensamiento hablado,** por otro lado se habla de decretos (algo que se tiene que cumplir), además se hace alusión a las emociones como el **miedo,** y la **confianza;** de tal manera que se cumplen tanto los pensamientos y decretos que se elaboran desde el temor como aquellos que nacen de la fe.

Otra cuestión importante: cuando se pide un deseo en forma de decreto ha de hacerse en **armonía** con todo el universo (para que no haga daño a nadie una vez materializado), algo así como si hubiera de fondo **amor y respeto** a todo lo que ES, y por último el tema del **agradecimiento.**

Vamos a hablar de cada uno de ellos, pero que en realidad se lleva a cabo de forma unánime, todo a la vez.

- El pensamiento que define lo que se desea.
- La imagen mental plasmada con colores, sonidos, paisajes.....lo que convenga en cada caso.
- El decreto
- La emoción de confianza
- El sentimiento de respeto y amor a mí mismo en la convicción de ser digno de recibirlo, y a todo el universo que colabora en la materialización.
- El agradecimiento

Te invito a que observes algo bueno de lo que estás viviendo, y retrocedas en el tiempo: ¿cuándo lo pensaste?, ¿cómo lo visualizaste?, ¿qué sentías?, etc. Comprobarás que no se aleja ni por un momento de lo que hemos explicado. Pues eso, así de fácil. Puedes ser tú propio maestro. ¡Imítate a ti mismo!

Ahora explora uno de los deseos que no se te cumplió: ¿Qué te faltó? ¿La fuerza del deseo? ¿La visualización? ¿La Fe? ¿El amor? ¿El agradecimiento?

Vamos por partes:

1. El pensamiento sobre el deseo:
Podríamos decir que es lo más fácil de definir, pero nada más lejos de la realidad. Una y otra vez cuando pregunto qué deseas sobre algún tema específico como el trabajo, la abundancia, la salud, el éxito, etc., la respuesta suele ser un «NO SÉ» o «SÉ LO QUE NO QUIERO PERO NO SÉ LO QUE QUIERO». Si empezamos así, ¡mal vamos! (Suelo contestar).

Bueno, fuera de bromas, esto es cierto: no sabemos definir nuestros deseos, o quizás no nos atrevemos a expresarlos por miedo a ser juzgados, creencias familiares u otros aspectos.

Un día le pregunté a una persona que solicitaba mi ayuda en relación con su abundancia.

> Yo- En estos momentos, ¿cuál es tu deseo con respecto al dinero?
> El- «No sé, tener suficiente, no ser rico pero manejar lo suficiente».
> Yo- ¿Por qué no quieres ser rico?
> El- Los ricos actúan de forma maligna para ganar dinero. Además no es necesario tener millones, con tener lo suficiente...»
> Yo- ¿Qué es lo suficiente para ti?
> El- Pues, no sé

A parte de los decretos y creencia limitantes, observa que era incapaz de definir qué deseaba. En esta situación, se puede aplicar un truco del que yo misma me valgo: **definir el deseo en términos de sentimientos y no de «cosas».**

Por ejemplo: si deseas formar una pareja y no sabes cómo definirlo puedes describirlo diciendo: *«deseo compartir mi vida con una persona del sexo....que me haga sentir: paz, alegría, amor. Qué me haga sentir respetado, querido, valorado, acompañado, y que su carácter me ayude a sacar lo mejor que hay en mí.»*

No necesitas describir los detalles de su cuerpo físico, la profesión o el lugar donde encontrarlo.

Algo que he comprobado que es muy importante es definirlo con tus propias palabras y en el idioma que te ayude a sentir emociones con más fuerza. ¡Prueba!

Sí, ya sé que alguno pensará que es mucho pedir. Pues si crees que no existe, ve al punto 4. Y si crees que no te mereces todo lo que es maravilloso para ti, vas a tener que detenerte en el punto 5.¡Tranquilidad que estamos aprendiendo!

Cómo decía al definir el deseo, pueden aparecer pensamientos o creencias limitantes como le pasaba a la persona del ejemplo anterior.

- «no ser rico»: ¿por qué no quiere ser rico?,
- «los ricos suelen actuar de forma maligna»: ¿seguro que no se puede ser rico sin ir en contra de principios éticos? ¿A qué cantidad se refiere hablando de riqueza?
- «no es necesario tener millones»: decreta. Pero ¿y si quisiera montar una empresa a gran escala?
- «tener lo suficiente»: no tiene muy claro qué es para él lo suficiente. ¿Para vestir, para comer, para dejar de trabajar duro, para poder viajar…?

No hace falta ser muy avispado para darse cuenta de la escasez de recursos económicos de esta persona.

Muchas de estas creencias limitantes permanecen ocultas. Si te apetece conocerte un poquito más, en todos los aspectos de tu vida, puedes hacerlo llevando a cabo un trabajo personal con la ayuda de Louise L. Hay mediante su libro «AMATE A TI MISMO. CAMBIARÁ TU VIDA»

2. La imagen mental:
Es la propia visualización. Puedes hacerlo en cualquier lugar y momento. No obstante, si estás empezando, te aconsejo que te entrenes inmediatamente después de una relajación y mejor aún desde una situación de

coherencia cardiaca. Desde ese estado se obtienen grandes avances tanto en el aprendizaje de la técnica (o sea, imaginar) como de los resultados. Piensa en tu deseo, obsérvate por ejemplo en una pantalla dentro de tu frente, o imagina que lo estás viendo asomada a una ventana, o sobre la típica bola de cristal....todo vale. El lugar ideal, con la gente que quieres, un olor que te agrada, la luz adecuada, sonidos agradables, palabras que te emociona oír, vivencias que te encantan. Disfrútalo y de vez en cuando piensa: «**YO SOY «ESTO»** y LO AMO. ME SIENTO FELIZ».

Sustituye «ESTO» por salud, dinero, éxito, amor, alegría, servicio, etc.

Si de pronto apareciera algo que no te gusta o te hace sentir mal, quizás tengas que replantearte revisar alguno de los otros puntos, pues está claro que tienes algún bloqueo o que has definido un deseo que realmente no «deseas». El que dice por ejemplo desear una pareja y cuando visualiza, se da cuenta de que vive feliz solo. O el que visualiza un ascenso en su trabajo y al visualizarse en su nuevo despacho se da cuenta de que lo que realmente desea no es un ascenso, sino un cambio de puesto de trabajo o incluso de profesión. Si esto sucede, te aconsejo que pares y dediques un tiempo a redefinir tus deseos con gran honestidad contigo mismo y en forma de sentimientos, pues eso no falla, e incluso la materialización puede superar lo visualizado.

3. El decreto:

Escúchate a diario. Observa cuantos pensamientos y afirmaciones habladas están siendo verdaderos decretos limitantes, justo lo contrario de lo que deseas. Observa además, que estos decretos van acompañados de una carga emocional de miedo, rabia, o algo que no adivinas pero que hacen que te sientas mal, lo que constituye la base de que se te manifiesten en la realidad, como hemos hablado.

Es difícil conseguir cambiarlos sobre la marcha, y a todos y cada uno de ellos; así que no te esfuerces en hacerlo. Por un lado el mero hecho de darte cuenta ya es un avance, y por otro lado, ejercita la visualización. Esmérate cada día más en encontrar «los paisajes mentales» que te enamoran». Pon especial empeño en pensar o incluso decir de viva voz: «**YO SOY «ESTO» Y LO AMO. ME SIENTO FELIZ.**

Cuando a lo largo del día descubras algún decreto que no te agrada, detente unos segundos, trae a tu mente la imagen de tu visualización correspondiente a ese deseo y repite: «YO SOY «ESTO» Y LO AMO. ME SIENTO FELIZ.

4. La emoción de confianza. La Fe. «La ley de asunción» de Neville»
Este punto es de suma importancia. No significa que hagas un acto de Fe sin más. Si intentas creer en algo que no te convence, es muy probable que no se te cumpla. ¿Cómo interpretar pues este requisito? Cuando estás visualizando, lo estás viviendo como real en tu imaginación y es lo que estás viviendo de verdad en este momento como algo que ya existe pero *«no manifestado»*. De todas las maneras que podrías crear esa escena (*probabilidades),* has decidido crearla así. No necesitas hacer esfuerzos para creer esto, la estás viendo así. *Asumes* esta creación en tu mente y no otra. Asumes que ésta es para ti la creación más acertada en relación a tu felicidad. Así lo crees.

Mientras vayas aceptando la ley de asunción, puedes alargar el decreto de esta manera: «YO SOY «ESTO» Y LO AMO, ME SIENTO FELIZ. **SOLO ASÍ LO ASUMO**».

5. El sentimiento de respeto y amor a mí mismo en la convicción de ser digno de recibirlo.
Es en este punto donde se dan con demasiada frecuencia los bloqueos para la consecución de un deseo. *«Para que podamos crear, los sentimientos deben ser carentes de ego y juicio». (Gregg Braden).* Por nuestra educación tenemos un concepto de que es de ser ambicioso querer tener todo lo que uno desea; o quizás tenemos sentimientos de culpa por algo que hicimos y que nos resta merecimiento o permiso para recibir. Sin ir más lejos, ayer comentaba con una compañera de trabajo, lo difícil que es mirarse al espejo y poder decir «soy así y así me respeto y me doy amor»

Por el contrario, a la imagen proyectada le sacamos todo tipo de defectos, un juicio encarnizado que no haríamos con nadie; llegar a odiar incluso, algunas de nuestras partes o toda la imagen.

¡BASTA YA!

Basta ya, de criticarme, de hacerme daño con mis juicios. Basta ya de perderme el respeto como persona por mis defectos, debilidades e ignorancias. Basta ya por no valorar mis fortalezas, mis conocimientos, mi sabiduría. Basta ya de querer ser otro. Basta ya de criticar a los padres, a la educación recibida, a toda la sociedad, por lo que ahora soy. ¿Y yo? ¿Qué hago yo por respetarme? ¿Qué hago yo por cuidar y mejorar mi cuerpo físico? ¿Qué hago yo para aprender a perdonar mis fallos?

El respeto a los demás comienza por respetarnos a nosotros mismos. No puedes amar nada ni a nadie que comparte tu vida, sin antes experimentar respeto y amor a ti mismo. Porque si no te quieres, ¿para qué compensarte con una realidad maravillosa?

Si quieres atraer a tu vida lo que deseas, repite hasta la saciedad: «YO SOY «ESTO» Y LO AMO, **Y ME RESPETO Y ME AMO**; ME SIENTO FELIZ. SOLO ASÍ LO ASUMO».

6. El agradecimiento, a todo el universo que colabora en la materialización: Solo nos falta el último punto. El nivel vibracional del estado de agradecimiento es muy alto. Es una vibración de gozo, de tranquilidad, de bienestar; y por tanto revestir nuestros deseos de esta vibración es dotarlo de magnetismo.

Uno de los primeros ejercicios que llevé a cabo cuando comencé a crear de manera consciente mi realidad, fue dejar encima de la mesita de noche un objeto que me sirviera de recordatorio; fue y aún sigue siendo una piedra llamada «ojo de tigre» que me gustaba por sus colores y su tacto. Todas las noches antes de dormir, la tomo en mis manos y comienzo a dar gracias por todo lo que recuerde positivo del día, de lo que he aprendido de experiencias menos agradables, y de todo cuanto tengo: tanto lo material como salud, o mi trabajo. También me siento agradecida por contar con el amor de mis padres, familia, pareja, hijos, amigos. Es un momento del día especialmente bonito. Me siento muy bien y con plena confianza de que es una forma de decir a la sustancia formadora que todo eso que tengo tan maravilloso, quiero seguir teniendo. Y así, me va llegando día tras día y me siento dichosa.

¡Te invito a que lo pruebes si te apetece!

De los aspectos que quiero cambiar, me encargo en otro momento, realizando la visualización creativa pero de lo que ya tengo, no me faltará, incluso en mayor calidad y cantidad.

«YO SOY «ESTO» Y LO AMO. ME RESPETO Y ME AMO. ME SIENTO FELIZ. SOLO ASÍ LO ASUMO; **Y ME SIENTO AGRA-DECIDO**».

Como ya adelanté, el enfoque sobre lo que deseamos puede realizarse de distintas maneras: Una sería la visualización junto con los decretos, las emociones y la ausencia total de duda o juicio. Pues bien otra forma de crear sería eligiendo de forma permanente sobre lo que vas percibiendo o lo que vas sintiendo; por ejemplo: cuando veas algo que te gusta en una revista, en una película, en la calle; o experimentes algo maravilloso con otras personas o en determinadas ocasiones; o si recuerdas experiencias entrañables, en cualquiera de estos supuestos, es el momento de impregnar con esa visión externa o interna la sustancia formadora, o lo que es lo mismo, elegir ese universo paralelo, decretando igualmente:

> **«YO SOY «ESTO» Y LO AMO.**
> **ME RESPETO Y ME AMO.**
> **ME SIENTO FELIZ.**
> **SOLO ASÍ LO ASUMO.**
> **Y ME SIENTO AGRADECIDO»**

Cuando has repetido una y otra vez estas afirmaciones que te indico, u otras similares que tú mismo diseñes, ya sabes el profundo sentimiento que te llena, hasta tal punto de que sólo con el deseo unido a este sentimiento, se manifiesta lo deseado; ya el decreto puede ser acortado a **YO SOY**....o ni siquiera. Pero si estás empezado, me parece oportuno que pienses, escribas o digas en voz alta tu decreto «mágico» al completo.

Como has podido comprobar, hay muchas formas de referirnos a la materialización de un deseo: crear, manifestar, elegir, enfocar, entrar en un universo paralelo, etc. No importa, pues estas denominaciones han sido establecidas según la época, los autores, o los descubrimientos científicos.

Cada cual puede elegir el término que más le agrade pero el caso es que las leyes físicas obviamente funcionan aunque no las conozcamos, aunque no sepamos cómo, o aunque no tengamos un aparato para medirlas, y por tanto, el desconocimiento de la «ley del mentalismo», no ha impedido que tú mismo hayas ido creando tu realidad pero de forma inconsciente. Es por esta razón, por la que te recomiendo un ejercicio que, no solo te ayudará a observar lo que te digo, sino que será una experiencia que pondrá de manifiesto las explicaciones teóricas que con la ayuda de eruditos, te he ofrecido.

MAESTRÍA INTERIOR

1. Piensa en algún deseo o sueño que se te hizo ya realidad: descríbelo.

2. ¿Recuerdas por qué o para qué, dónde, cuándo y cuántas veces lo imaginaste? Escríbelo.

3. ¿Recuerdas cómo lo vivías en tu mente antes de que se hiciera realidad? Intenta escribirlo con todo lujo de detalles.

4. Observa la emoción que te hacía sentir. ¿Serías capaz de sentirla ahora? Hazlo, experimenta. ¿Cómo te sientes ahora?

5. ¿Estaba presente la confianza? ¿Tuviste en algún momento dudas? Siente esa confianza plena en que se manifestaría.

6. ¿En algún momento te juzgaste por lo que pedías? ¿Te sentiste culpables por desearlo? ¿Te consideraste no merecedor de recibirlo? ¿Sentías que no eras leal con alguien?

7. ¿Sentías de alguna manera como si ya estuviera hecho, conseguido?

8. ¿Reconoces el agradecimiento, mientras lo visualizabas?

Creo que todo el esfuerzo que hagas para contestar estas preguntas no será en vano. Te lo aseguro.

Revisa tus deseos actuales y a la vista de lo aprendido, analiza y modifica aquello que pudiera estar bloqueando su materialización. Y por supuesto lo que estés viviendo que te haga sufrir o te impida disfrutar de la vida como quisieras… ¡Cámbialo!

¡Tienes todo el poder que necesitas para crear cuanto desees!

¿A qué esperas para comenzar?

Ya que los físicos tienen claro que pasado, presente y futuro se dan a la vez en esta «matriz de energía», y que existe una unión de nosotros mismos con TODO lo demás, y que la realidad es una probabilidad entre un infinito…

Decidí jugar con el «**aquí y el ahora**».

Cuando estaba terminando este libro (tiempo pasado para ti pero presente para mí que lo estoy escribiendo en estos momentos), comencé a angustiarme por un sinfín de pensamientos que se aglomeraban en mi mente: ¿Lo terminaré algún día? ¿Conseguiré una editorial que le agrade? ¿Será lo suficiente atrayente, y servirá a quien lo lea para algún fin personal? Y mil historias más.

Ya sabes cómo son estas cosas, cuanto más te angustias menos rindes. No era capaz de sentarme a escribir, y mucho menos concentrarme.

Decidí consultar a mi «Yo futuro» (técnica que aprendí estudiando coaching, y basada en que todos mis «yoes» están aquí y ahora). Así pregunté a Esperanza Macayo, de algunos años posteriores, por todo cuanto me angustiaba. Me respondió:

El tiempo es un truco mental. Así que déjate de agobios y vive «desde lo ya conseguido»:

«Tu libro, nuestro libro, está publicado en un «aquí y ahora» diferente al que tú estás experimentando y al que yo estoy experimentando. El «aquí y ahora» de este libro ES.

Para ti (Esperanza presente) lo será, y para mí, (Esperanza futura) ya lo fue.

El «aquí y ahora» del libro «Yo soy salud» es como tú lo hayas visualizado, decretado, escrito, amado y agradecido. Tú decides lo que quieres pero podría ser algo así:

> Libro terminado.
> Tú contentísima.
> Una editorial se interesa por él.
> Disfrutas de su presentación.
> Encuentras el mejor momento para difundirlo y venderlo.
> Tu editorial está encantada.
> Tus lectores están encontrando en él lo que buscaban.
> Estás radiante y agradecida.
> Le di las gracias a mi «Yo futuro», visualicé, y se me despejó mi mente lo que me permitió seguir escribiendo.

Si tú, mi querido lector, estás leyendo estas líneas, es que se cumplió tal cual.

Pero tú estás en otro «aquí y ahora» de la matriz; pudiera darse el caso incluso, de que yo ya me encuentre en otra dimensión más allá de la realidad de este mundo. ¡Muerta, o en otro mundo paralelo no visible, je, je!

También puede darse el caso de que tú, estés pensando: «¡qué ignorancia, qué poco se conocía en el 2018 sobre la mente humana!». Pues te agradecería me hicieras llegar a mi «aquí y ahora», algo de información que no me vendría nada mal.

¡Esto sería genial! ♥

Capítulo 17

SEXUALIDAD

Vivo consciente...

Y en armonía con lo que SÉ:

Yo Sé que soy hombre o mujer

Yo Sé que me atraen los hombres o las mujeres, o ambos.

Yo Sé cuándo, dónde y cómo quiero expresar mi sexualidad.

Yo Sé lo que deseo dar y recibir: placer, respeto, amor.

¡YO SOY, UN SER SEXUADO!

GÉNERO: *«El género está en todo; todo tiene sus principio masculino y femenino; el género se manifiesta en todos los planos». El Kybalión. Los tres iniciados.*

Tema complicado donde los haya, y sobre todo para dejarlo reducido a un capítulo de esta guía. Muchas riadas de tinta y cine, dónde el sexo dice ser el protagonista; numerosas descripciones sobre patología llamada sexual, pero de la sexualidad, el sexo, como condición, cualidad y valor humano, es difícil encontrar referencias interesantes....pero no imposible.

SEXO

El sexo es UNO, la sexualidad de un ser humano es UNA. No obstante se ha venido identificado el sexo con órganos genitales, lo que constituye un error muy importante porque queda reducido a la parte biológica.

Distintas definiciones atendiendo a diversos aspectos:

Sexo Cromosómico: es aquel que viene determinado por la dotación cromosómica. Es decir según los cromosomas sexuales que tengan las células. Hablaremos de sexo masculino si una persona presenta en su ADN del núcleo celular los cromosomas sexuales **XY,** y de femenino si presenta **XX**. Como explicaremos posteriormente. La dotación tiene lugar en el momento de la concepción, cuando un óvulo de la madre es fecundado por un espermatozoide del padre.

Sexo Gonadal: nos referimos a gónadas cuando hablamos de glándulas sexuales y son los testículos y los ovarios. A partir de la sexta semana de embarazo, podremos verlas pues hasta el momento no existe diferenciación. Si se desarrollan testículos hablaremos de sexo masculino y si lo hacen los ovarios, femenino. Todo depende de que exista el cromosoma Y pues es el que deriva la evolución hacia el sexo masculino.

Si se trata de ovarios, éstos se desplazarán desde la parte alta del abdomen hasta la zona de la pelvis y se diseñarán los órganos sexuales femeninos: trompas, útero, vagina, vulva; mientras que, si son testículos saldrán al exterior y aparecerán los órganos sexuales masculinos: escroto, pene...

Sexo de Asignación: es aquel que se le asigna al individuo al momento de nacer de acuerdo con la apariencia de los genitales y de ello dependerá el nombre que se le ponga y su inscripción en el registro civil.

Sexo Legal: aquel con que queda registrado oficialmente a nivel estatal, en el Registro Civil.

Sexo Fenotípico o Anatómico: según la anatomía conforme a los caracteres sexuales primarios y secundarios como veremos más adelante.

Sexo de Crianza: es aquel que se induce desde la familia generalmente en relación a su asignación sexual y según lo que marca la sociedad para ese sexo.

Identidad sexual o de género: Se trata de una autoclasificación según uno mismo se sienta hombre o mujer, independientemente de su dotación física. Es el sentimiento de masculinidad o feminidad. Cada individuo se «siente» hombre o mujer, se «comporta» como hombre o mujer; a veces no en consonancia con sus sexos cromosómico, anatómico o de asignación. De gran importancia la identidad sexual pues de ella va a depender la sexualidad al completo en todas sus dimensiones: biológica, psicológica, conducta, rol social y aspectos espirituales. Cuando no existe equivalencia entre el sexo biológico y el psicológico hablamos de transexualismo.

Orientación sexual, tendencia sexual o inclinación sexual: se refiere a la atracción sexual, erótica, emocional o amorosa por un sexo determinado. Una persona puede tener diversas orientaciones sexuales: por un sexo (masculino o femenino), por los dos, o por ninguno.

- Heterosexualidad: atracción por el género opuesto.

- Homosexualidad: es la atracción por personas de igual género.

- Bisexualidad: es la atracción por semejantes masculinos y femeninos, sin distinción.

- Asexualidad: no existe por definición. No hay nadie asexuado.

Papel o rol de género: hace referencia a la expresión pública de la identidad sexual. Cada hombre se siente perteneciente al grupo de hombres y cada mujer al grupo de las mujeres; y ambos llevarán a cabo una conducta de acuerdo con lo que la sociedad a la que pertenecen, tenga establecido. «Funcionaremos» como los hombres de nuestro entorno si somos «hombre» y como mujeres de nuestro entorno si somos «mujeres».

Como podemos deducir algo que es un TODO: SEXO, se va desgranando, y al final nos encontramos una aberración conceptual colosal, que lógicamente trasciende al individuo y a la sociedad al completo.

De lo que no hay duda es que **SOMOS SERES SEXUADOS.** Esta cualidad se obtiene mediante la sexuación, como un continuo durante la vida, comenzando con la fecundación y terminando con la muerte.

SEXUACIÓN

Los seres humanos somos hombres o mujeres. Nos sentimos hombres o mujeres. Dos géneros que parten de uno solo, al principio de cada embrión. Sus distintas variantes o caracteres se van a ir conformando desde que dos células: óvulo y espermatozoide se unen en el útero de una mujer, hasta que nos morimos.

Desde el punto de vista pedagógico, la sexuación se explica por etapas difíciles de limitar, como veremos, pero esta estratificación sirve para hacernos una idea del ritmo de la caracterización de cada género.

ANTES DE NACER

Como ya hemos avanzado, en el momento de la fecundación de un óvulo por un espermatozoide se va a producir la unión de sus cromosomas y por tanto de los *cromosomas sexuales* (que son lo que ahora nos interesa), así se determinará la dotación cromosómica sexual del nuevo ser.

El óvulo siempre es portador de un **cromosoma X**, mientras que el espermatozoide puede ser portador de un **cromosoma X** o **cromosoma Y**. Cuando se unen el óvulo y el espermatozoide, se forma una célula llamada *cigoto* cuyos cromosomas sexuales pueden ser **XX** (el desarrollo embrionario dará lugar a órganos genitales femeninos) o **XY** (el desarrollo embrionario dará lugar a órganos genitales masculinos).

Puede haber diversos trastornos en la combinación de estos cromosomas dando lugar a diversas variantes con alteraciones a distintos niveles, pero que no son objeto de este trabajo, por lo que los enumeramos sin adentrarnos en ellos; solo decir que no son infrecuentes y que en muchas ocasiones pasan desapercibidos, a pesar de la existencia de características especiales en el cuerpo físico, falta de reproducción, o trastornos en el desarrollo cognitivo o de la conducta.

TRASTORNOS EN LA COMBINACIÓN DE CROMOSOMAS

Trisomías sexuales: son aquellas donde se evidencia un cromosoma sexual extra:

- Síndrome de Klinefelter, XXY
- Síndrome del triple X, XXX (Llamado síndrome de la superhembra)
- Síndrome del doble Y, XYY (Llamado síndrome del superhombre)

Monosomías sexuales: Se ha perdido un cromosoma sexual:

- Síndrome de Turner, XO

Polisomías sexuales:

- XXXY
- XXXX

Otras

Podríamos decir que esta es la primera fase del periodo prenatal y marca el sexo cromosómico cuya función es facilitar la diferenciación sexual de las *gónadas en testículos u ovarios* a partir de las primitivas gónadas germinales no diferenciadas, del embrión.

Es hacia la las semanas 6ª- 8ª cuando se diferencian en la gónada definitiva (sexo gonadal), por la presencia h*ormonas sexuales masculinas (andrógenos)* que inducirán el desarrollo de testículos en caso de que existan en cantidad suficiente, lo que viene determinado por el cromosoma Y. Así mismo estas hormonas favorecen la formación de los genitales masculinos. A la vez se producen hormonas que hacen que se atrofien los tejidos que desarrollarían genitales femeninos.

Por el contrario, si no existen andrógenos en cantidad suficiente por la falta de cromosoma Y, la diferenciación gonadal será hacia ovarios y genitales femeninos.

Esta dotación genital definirá el sexo anatómico o fenotípico, el sexo de asignación y el sexo legal y será la base principal para el desarrollo en la infancia, del sexo de crianza.

La última etapa antes de nacer viene determinada por la diferenciación sexual cerebral que ocurre fundamentalmente a nivel del *hipotálamo* (situada en la zona central de la base del cerebro). Esta diferenciación también depende de la actuación androgénica a este nivel. Si el cerebro es bañado por estas hormonas masculinas (andrógenos) favorece la diferenciación hacia este sexo masculino, a todos los niveles, no solo el sexo genital.

Hemos de aclarar que ambos géneros, hombres y mujeres, tenemos hormonas masculinas (andrógenos) y femeninas (estrógenos y progesterona) pero en diferente cantidad. Cualquier alteración que pueda cambiar la proporción, puede ocasionar trastornos tanto anatómicos como psicológicos.

ETAPA INFANTIL (0 - 12 años)

Consideramos desde el nacimiento hasta la adolescencia (de 0 a 12años).

Desde el punto de vista anatómico y hormonal no existen grandes cambios pero es la fase más importante en lo que se refiere a la formación del ser humano como ser sexuado. A lo largo de esta etapa se va a conformar la identidad sexual y el rol de género así como el deseo sexual.

Durante el **primer año de vida** la relación entre el bebé y su madre por medio de la lactancia tiene un doble efecto, por un lado el desarrollo de los vínculos afectivos entre madre e hijo y por otro la relación erótica entre ambos. Entendiendo por **erotismo** el conjunto de elementos que forman parte de la excitación y placer de los sentidos en las relaciones sexuales de las personas. Así, según las teorías de Sigmund Freud, el bebé desarrolla su etapa oral (aparecen los primeros intentos por satisfacer las demandas promovidas por la libido). En ella, la boca es la principal zona en la que se busca el placer. También es la boca una de las principales zonas del cuerpo a la hora de explorar el entorno y sus elementos, y esto explicaría la propensión de los más pequeños a intentar «morderlo» todo. Hay autores que afirman la existencia de erecciones y orgasmos durante el acto de mamar.

Por parte de la madre la succión del pezón induce la producción de *oxitocina*: hormona que por un lado favorece la liberación de leche y por otro actúa sobre los genitales induciendo aumento del moco vaginal y la contracción de los músculos lisos de los órganos sexuales, así mismo mediante el estímulo del pezón que es una *zona erógena primaria* (de gran sensibilidad táctil), puede experimentar sensaciones de excitación y placer que en algunos casos derivan en un orgasmo.

Por otro lado es en esta etapa cuando el bebé comienza a explorarse para reconocer su propio cuerpo y descubre el placer del tacto, de las caricias como autoerotismo. La edad media en que los niños inician esta exploración es la de 6-7 meses de edad, las niñas a los 10-11 meses. Así mismo comienza a tomar actitudes hacia su cuerpo de aceptación o rechazo imitando la actitud de los que le rodean. Deben evitarse los gestos de desaprobación, los silencios o la incomodidad, porque son los mensajes que reciben los niños y niñas, y que influyen directamente sobre la percepción que posteriormente tendrán de su cuerpo.

En esta etapa empieza a desarrollarse la identidad de género como un proceso paulatino, entre los 15 meses y los tres años cuando se comienza a distinguir a hombres y mujeres, y se percibe así mismo como hombre o mujer, identificándose y aprendiendo conductas tipificadas, o sea tomando rol de género, incluyendo conductas eróticas y afectivas. Este proceso se prolonga **hasta los 5 años** aproximadamente.

Es ahora, cuando pueden aparecer conflictos si el niño (ser con genitales masculinos) se siente niña, o la niña (ser con genitales femeninos) se siente niño. La información y la atención por parte de los mayores (padres, educadores, etc.) es de gran trascendencia para evitar repercusiones en su mundo mental, emocional y de relación.

Otra característica de esta etapa es el inicio de los juegos sexuales y la observación de la desnudez propia y ajena.

Por tanto en esta etapa ya se está provistos de **CARACTERES PRIMARIOS:** órganos genitales, y percepción de género.

Entre los 7 y 10 años y aunque puede pasar más desapercibido para los mayores, pues las prácticas ya tienen lugar de forma oculta, existe gran actividad sexual: a nivel físico aumenta el autoerotismo y la práctica de la *masturbación*. Se comienza a desarrollar la orientación y la atracción sexual. Las relaciones sociales suelen ser con el mismo sexo menospreciando al contrario. Todo esto va aumentando conforme nos acercamos a la adolescencia; comienzan los cambios hormonales previos a la pubertad, que son los llamado caracteres sexuales secundarios y que seguirán desarrollándose durante la adolescencia hasta la edad adulta. Mayor atracción y fantasías sexuales. Se va canalizando cada vez más la orientación sexual a veces precedida de dudas sobre lo que les atrae por falta de identificación entre la atracción únicamente emocional, y la erótica.

ADOLESCENCIA: Desde la infancia hasta la edad adulta.

Podríamos decir **desde los 11 a los 21 años,** no obstante cada fuente consultada ofrece datos diferentes, lógico por otra parte, dado que se trata de un desarrollo continuo sin pauta fija.

Cada individuo es uno, no hay dos adolescentes iguales tanto en el comienzo, duración y momentos en que tienen lugar los cambios, como desde el punto de vista cualitativo en las distintas esferas del desarrollo. En este sentido cada persona se desarrolla a nivel físico, intelectual, emocional, conductual, social y espiritual. Deja de ser niño en todos los aspectos y camina hacia un adulto, con capacidad de procrear y su identidad propia en todos los aspectos. Como decíamos, el ritmo de esta evolución es diferente para cada ser humano y depende de numerosos factores, no obstante los expertos hablan de: un periodo intermedio entre infancia y adultez que denominan preadolescencia y tres etapas en la adolescencia propiamente dicha.

ETAPAS DE LA ADOLESCENCIA

Así pues: preadolescencia (8-10 años), etapa temprana (11-13 años), media (14-17 años) y tardía (17-21 años). Durante este período de tiempo, los adolescentes deben de conseguir adaptarse a su imagen corporal que se va transformando, así como ir conformando su personalidad e identidad propia, en relación a su familia, su género, su grupo y sus convicciones más profundas en relación a su vocación, valores, etc., con lo que ha recibido de sus progenitores, familia y escuela, aceptando como propio unos paradigmas y rechazando otros con los que no se siente identificado.

Desde el punto de vista físico hablamos de **PUBERTAD,** que se refiere a los cambios biológicos de esta etapa. Aproximadamente en la adolescencia media, si no antes, se completa la mayor parte del crecimiento fisiológico de los jóvenes; ya tienen o casi alcanzaron su estatura y peso de adultos, y su madurez genital fisiológica completa y por tanto con capacidad de reproducción.

Las características de cada sexo, se conocen como **caracteres sexuales** y pueden ser

- **Primarios:** órganos sexuales que se definen antes de nacer y percepción de género de género que se define en la etapa infantil, como vimos.
- **Secundarios:** que comienzan a aparecer en esta etapa coincidiendo con la *adrenarquia,* y
- **Terciarios:** lo que solemos llamar roles sexuales.

CARACTERES SEXUALES FÍSICOS PRIMARIOS	
HOMBRE (Gónadas: testículos que producen espermatozoides y hormonas sexuales masculinas)	**MUJER** (Gónadas: ovarios que contienen los óvulos y producen hormonas sexuales femeninas)
INTERNOS: próstata vesículas seminales glándulas bulbo uretrales o glándulas de Cowper	**INTERNOS:** ovarios trompas de Falopio útero o matriz vagina
EXTERNOS: escroto que contienen los testículos, epidídimo y conducto eferente. Pene: cuerpos cavernosos y glande (órgano eréctil y erógeno)	**EXTERNOS:** vulva: labios mayores labios menores clítoris (órgano eréctil y erógeno)

Por otro lado estarían los *caracteres sexuales secundarios* que aparecen en la pubertad, y que se derivan de la acción de las hormonas sexuales que se producen en testículos y ovarios: andrógenos y estrógenos, junto con las que se producen en las *glándulas suprarrenales* llegada esta edad, y que es lo que se conoce con el nombre de *adrenarquia*. Su aparición es anterior en el género femenino.

CARACTERES SEXUALES FÍSICOS SECUNDARIOS	
HOMBRE (Testosterona)	**MUJER** (Estrógenos y Progesterona)
Vello púbico, facial y axilar	Vello púbico y axilar
Crecimiento de testículos y pene	Crecimiento de los órganos reproductores y senos
Cambio de voz de aguda a grave	
Ensanchamiento de espalda y hombros	Ensanchamiento de caderas
	Se marcan más las formas femeninas
Tonificación muscular	Comienza el primer ciclo menstrual llamado menarquía
Comienzan los «sueños húmedos» o «poluciones nocturnas»	
Hay una mayor atracción hacia el sexo opuesto	Hay una mayor a tracción hacía el sexo opuesto
Aparición de acné	Aparición de acné

Es desarrollo puberal tiene lugar en tres etapas en relación al crecimiento:

• Depresión prepuberal del ritmo de crecimiento.

• Estirón puberal.

• Deceleración progresiva del crecimiento.

En cuanto al desarrollo de los genitales, podemos hablar de 5 estadios: **Estadios de maduración de Tanner.**

EN EL HOMBRE

Estadio I: etapa infantil. Testículos inferiores a 4 ml y sin vello en el pubis.

Estadio II: aumenta el tamaño testicular por encima de 4ml. El escroto se hace rugoso. Aparece algún vello en la base del pene y escroto. En este momento suele aparecer.

Estadio III: aumento de tamaño del pene, los testículos tienen un volumen entre 6 y 12 ml. El vello pubiano es más oscuro y rizado. La **espermaquia** o inicio de emisión del **esperma o semen.**

Estadio IV: el pene aumenta en longitud y circunferencia, el glande se encuentra desarrollado, los testículos puede tener un volumen de 12 a 15 ml. El vello pubiano ya tiene características del adulto.

Estadio V: ya se alcanza las características del adulto:

- Producción de espermatozoides en los testículos. Algunos espermatozoides se pueden almacenar. Algunas veces, los espermatozoides almacenados son liberados como parte de un proceso normal para dar cabida a los espermatozoides nuevos. Esto puede ocurrir de forma automática durante el sueño (sueños húmedos o poluciones nocturnas) o después de una *masturbación* o una relación sexual. Las poluciones nocturnas son una parte normal de la pubertad. Los espermatozoides son vehiculados al exterior en un líquido de aspecto lechoso, llamado **esperma o semen.** Musculatura más desarrollada, mayor fuerza física y masa muscular.

- Incremento de la estatura, varones adultos son más altos que la mujer adulta, en promedio.

- Presencia de vello androgénico más grueso y largo en otras partes del cuerpo: brazos, piernas, pectoral, abdominal, axilar, y púbico.

- Vello facial, barba y/o bigote.

- En promedio, pies, manos y nariz más grandes que en las mujeres.

- Tórax y hombros más anchos.

- Voz más grave que la de la mujer.

- Alargamiento y aumento del grosor del pene.

- Índice cintura/cadera menor que la mujer, en promedio.

- Cabeza ósea y esqueleto más pesados.

- Posible aparición de alopecia androgénica progresiva con la edad.

EN LA MUJER

Estadio I: etapa infantil. No existe desarrollo mamario ni vello en el pubis.

Estadio II: se inicia la *telarquia* (crecimiento de las mamas) con la aparición del botón mamario, como un pequeño nódulo. La areola aumenta y aparece vello pubiano.

Estadio III: la mama y el pezón crecen más. El vello pubiano se extiende.

Estadio IV: la areola y el pezón han crecido más. El vello pubiano es similar al de la mujer adulta, ocupando una superficie menor que en ésta. Durante esta fase puede tener lugar la menarquia.

Estadio V: corresponde al estadio de la mama adulta. El vello pubiano presenta una morfología de triángulo invertido, que puede extenderse a la cara interna de los muslos.

- La pubertad en la mujer comienza con la menarquia, tras la aparición del botón mamario y vello púbico.

- Senos desarrollados y pezones más grandes.

- En promedio, menor desarrollo muscular, menor crecimiento de la estatura que en el varón.

- Cabeza ósea y esqueleto más pesados.

- Los pies, manos y nariz más pequeños que el varón.

- Caderas más anchas.

- Vello facial escaso.

- Vello púbico crecido de forma triangular, en el área genital cubriendo la vulva y el monte de Venus.

- Distribución de grasa de predominio en abdomen y caderas. Con un Índice cintura/cadera mayor que el varón.

- Voz más aguda que el varón.

Merece una especial atención la aparición de la **menstruación** pues marca el comienzo de la **capacidad reproductiva** de la mujer. La primera menstruación es lo que se conoce con el nombre de **menarquia,** y se trata de una hemorragia del útero, hacia el exterior con la aparición de sangre a través de la vagina. Esta hemorragia menstrual o menstruación, comúnmente «regla», se repetirá cada mes (ciclo menstrual), con una duración que varía entre 3- 7 días, y con diferente cantidad, hasta que desaparecen definitivamente. La última regla marca la **menopausia** y el siguiente periodo es la **postmenopausia** o **climaterio.**

Los **ciclos menstruales** ocurren aproximadamente en un período de un mes (28 a 32 días) y al principio pueden ser irregulares. Es conveniente que la mujer lleve un calendario con sus ciclos. Así conocerá su duración, retrasos, adelantos o faltas. Datos relevantes en relación a su salud y posibles embarazos.

A lo que acontece físicamente se une lo que ocurre psicológicamente antes y/o durante la menstruación aunque es muy variopinto, desde la ausencia total a estados de merma funcional o incluso cama. Es el llamado **síndrome premenstrual:** estados de mal humor, irritabilidad, o sensibilidad emocional, dolor de cabeza, hinchazón de mamas y abdomen, con dolorimiento en las zonas ováricas con irradiación a la región lumbar, etc. Tras la regla, y debido al aumento progresivo de estrógenos, la mujer se siente más activa física y mentalmente, en general.

En la pubertad, los ovarios comienzan a liberar óvulos, que han estado almacenados desde el nacimiento. Aproximadamente cada mes, después de la menarquia, un ovario libera un óvulo (huevo), que desciende por la Trompa de Falopio, la cual lo conduce hasta el útero. Se conoce con el nombre de **ovulación** y tiene lugar hacia la mitad del ciclo menstrual. Puede ir acompañada de síntomas psicológicos y físicos similares a los de la menstruación pero de menor intensidad, y de aumento del deseo sexual (no en vano, es el momento ideal para tener relaciones de cara a un embarazo).

Cuando el óvulo llega, este se encuentra preparado para alojar y alimentar a un embrión en caso de que tenga lugar la fecundación por un *espermatozoide*, llegado mediante la **cópula** (introducción de pene en vagina con eyaculación de semen) o por inseminación artificial. Si no existe fecundación, el revestimiento, la mucosa uterina se desprende y sale al exterior a través de la vagina en forma de hemorragia menstrual. En caso de fecundación, el óvulo anidará en el útero durante todo el embarazo (10 meses de 28 días) y cesará la menstruación, retomando el ciclo tras el parto.

«Nuestros jóvenes parecen gozar del lujo, son mal educados y desprecian la autoridad. No tienen respeto a los adultos y pierden el tiempo yendo y viniendo de un lado para otro. Están prestos a contradecir a sus padres, tiranizar a sus maestros y a comer desaforadamente»
Sócrates, siglo IV a.C.

En cuanto a los caracteres secundarios psicológicos y los caracteres terciarios del adolescente, la Academia Americana de Pediatría nos hace el siguiente resumen:

Desarrollo intelectual

La mayoría de los niños y niñas entran a la adolescencia todavía percibiendo el mundo a su alrededor en términos concretos: las cosas son correctas o no, maravillosas o terribles. Raras veces ven más allá del presente, lo que explica la incapacidad de los adolescentes jóvenes de considerar las consecuencias que sus acciones tendrán a largo plazo.

Al final de la adolescencia, muchos jóvenes han llegado a apreciar las sutilezas de las situaciones e ideas y a proyectarse hacia el futuro. Su capacidad de resolver problemas complejos y sentir lo que los demás piensan se ha agudizado considerablemente. Pero debido a que todavía no tienen experiencia en la vida, hasta los adolescentes mayores aplican estas destrezas que recién encontraron de manera errática y por lo tanto, pueden actuar sin pensar.

Desarrollo emocional

Si se puede decir que los adolescentes tienen un motivo para existir (además de dormir los fines de semana y limpiar el refrigerador), sería afirmar su independencia. Esto les exige distanciarse de mamá y papá. La marcha hacia la autonomía puede tomar muchas formas: menos afecto expresivo, más tiempo con los amigos, comportamiento polémico, desafiar los límites; la lista puede continuar. Pero aún los adolescentes frecuentemente se sienten confundidos sobre abandonar la seguridad y protección del hogar. Pueden estar indecisos anhelando su atención, solo para regresar al mismo punto.

Desarrollo social

Hasta ahora, la vida de un niño se ha desarrollado principalmente dentro de la familia. La adolescencia tiene el efecto de una roca que cae al agua, ya que su círculo social repercute hacia afuera para incluir amistades con los miembros del mismo sexo, del sexo opuesto, diferentes grupos sociales y étnicos y otros adultos, como un maestro o entrenador favorito. Finalmente, los adolescentes desarrollan la capacidad de enamorarse y formar relaciones amorosas.

Fuente: Adapted from Caring for Your Teenager (Copyright © 2003 American Academy of Pediatrics)
Fuente:https://www.healthychildren.org/spanish/ages-stages/teen/paginas/stages-of-adolescence.aspx

Son muchos los diferentes aspectos a tratar dentro de la aventura de la adolescencia, los cuales se salen de las expectativas de esta guía, sin embargo me parece oportuno incluir una descripción de lo que puede ir aconteciendo en cada etapa, sabiendo que no es más que una aproximación.

La **Preadolescencia** podría estar comprendida entre los 8 y los 11 años. Sería el desarrollo que tiene lugar desde la niñez hasta la primera etapa de la adolescencia y coincide con el inicio de la pubertad. Según Arturo Torres, Licenciado en Sociología por la Universidad Autónoma de Barcelona y Graduado en Psicología por la Universidad de Barcelona, los cambios psicológicos que se producen estarían resumidos en:

«Grandes progresos en la capacidad para pensar en términos abstractos. Es por eso que se es más capaz de reflexionar sobre situaciones hipotéticas o sobre operaciones lógicas y matemáticas. Sin embargo, normalmente al abandonar esta fase no se tiene un total dominio en estos ámbitos.

Del mismo modo, se tiende a tratar de encajar en los roles de género, para no salirse de los estereotipos relacionados con la apariencia y los comportamientos diferenciados del hombre y de la mujer».

J.J. Casas Rivero y M.J. Ceñal González Fierro, en su artículo: «Desarrollo del adolescente. Aspectos físicos, psicológicos y sociales». Nos hacen una descripción detallada de algunos de los aspectos que tienen lugar en cada etapa.

Adolescencia temprana (11-13 años)

La característica fundamental de esta fase es el rápido crecimiento del cuerpo, con la aparición de los caracteres sexuales secundarios, Tanner (1 y 2) Estos cambios hacen que se pierda la imagen corporal previa, creando una gran preocupación y curiosidad por los cambios físicos. El grupo de amigos, normalmente del mismo sexo, sirve para contrarrestar la inestabilidad producida por estos cambios, en él se compara la propia normalidad con la de los demás y la aceptación por sus compañeros de la misma edad y sexo.

Los contactos con el sexo contrario se inician de forma «exploratoria». También, se inician los primeros intentos de modular los límites de la independencia y de reclamar su propia intimidad pero sin crear grandes conflictos familiares.

La capacidad de pensamiento es totalmente concreta, no perciben las implicaciones futuras de sus actos y decisiones presentes. Creen que son el centro de una gran audiencia imaginaria que constantemente les está observando, con lo que muchas de sus acciones estarán moduladas por este sentimiento (y con un sentido del ridículo exquisito). Su orientación es existencialista, narcisista y son tremendamente egoístas.

Adolescencia media (14-17 años)

El crecimiento y la maduración sexual prácticamente han finalizado adquiriendo alrededor del 95% de la talla adulta y siendo los cambios mucho más lentos, corporal.

La capacidad cognitiva va siendo capaz de utilizar el pensamiento abstracto, aunque este vuelve a ser completamente concreto durante períodos variables y sobre todo con el estrés. Esta nueva capacidad les permite disfrutar con sus habilidades cognitivas empezándose a interesar por temas idealistas y gozando de la discusión de ideas por el mero placer de la discusión. Son capaces de percibirlas implicaciones futuras de sus actos y decisiones aunque su aplicación sea variable. Tienen una sensación de omnipotencia e invulnerabilidad con el pensamiento mágico de que a ellos jamás les ocurrirá ningún percance; esta sensación facilita los comportamientos de riesgo que conllevan a la morbimortalidad (alcohol, tabaco, drogas, embarazo, etc.) de este período de la vida y que puede determinar parte de las patologías posteriores en la época adulta. La lucha por la emancipación y el adquirir el control de su vida está en plena efervescencia y el grupo adquiere una gran importancia, sirve para afirmar su autoimagen y definir el código de conducta para lograr la emancipación. Es el grupo el que dicta la forma de vestir, de hablar y de comportarse, siendo las opiniones de los amigos mucho más importantes que las que puedan emitir los padres; estas últimas siguen siendo muy necesarias, aunque sólo sea para discutirlas, sirven de referencia y dan estabilidad, los padres permanecen, el grupo cambia o desaparece. La importancia de pertenecer a un grupo es altísima, algunos adolescentes antes que permanecer «solitarios» se incluyen en grupos marginales, que pueden favorecer comportamientos de riesgo y comprometer la maduración normal de la persona.

Las relaciones con el otro sexo son más plurales pero fundamentalmente por el afán narcisista de comprobar la propia capacidad de atraer al otro, aunque las fantasías románticas están en pleno auge.

Adolescencia tardía (17-21 años)

El crecimiento ha terminado y ya son físicamente maduros.

El pensamiento abstracto está plenamente establecido aunque no necesariamente todo el mundo lo consigue. Están orientados al futuro y son capaces de percibir y actuar según las implicaciones futuras de sus actos. Es una fase estable que puede estar alterada por la «crisis de los 21», cuando teóricamente empiezan a enfrentarse a las exigencias reales del mundo adulto. Esto parece estar retrasándose cada vez más y podríamos hablar de las crisis de los ¿30? ¿35? Las relaciones familiares son de adulto a adulto y el grupo pierde importancia para ganar las relaciones individuales de amistad. Las relaciones son estables y capaces de reciprocidad y cariño y se empieza a planificar una vida en común, familia, matrimonio y proyectos de futuro.

Fuente: «Desarrollo del adolescente. Aspectos físicos, psicológicos y sociales». J.J. Casas Rivero, M.J. Ceñal González Fierro. Unidad de Medicina del Adolescente. Servicio de Pediatría. Hospital de Móstoles, Madrid

En esta etapa de sexuación, el individuo se ve influenciado no solo por la imagen corporal y sus hormonas, sino también por las creencias culturales, familiares, de la escuela y la información que reciben a través de los distintos medios, con una tendencia positiva o negativa para la salud del adolescente y del futuro adulto. En términos de salubridad con respecto a la adolescencia es importante hacer énfasis en lo que a emociones y valores se refiere: confianza, respeto, alegría, gozo y amor, con respecto a los demás y a sí mismos, son baluartes deseables con los que llegar a la edad de adulto. Así mismo, una educación apropiada desde la familia y escuela, enseña al adolescente a poner sus propios límites, para evitar abusos y maltratos físicos y/o psicológicos.

El calificativo «saludable» incluye la prevención del contagio de enfermedades de transmisión genital, así como la evitación de embarazos no deseados. Una buena información al respecto es absolutamente necesaria. Ser conscientes de que lo que se encuentra mediante «búsquedas» en internet no siempre es lo más adecuado, o más actualizado. Perder el pudor ante los profesionales de medicina, enfermería, psicología, sexología, etc., para dialogar sobre distintos aspectos sexuales, es la mejor manera de obtener información fiable.

Otro punto fundamental es llevar a cabo un comportamiento sexual de acuerdo a los propios valores espirituales; de esta manera cualquier expresión sexual será placentera y sin conflictos psicológicos. La honestidad con nosotros mismos juega un papel fundamental, pues no hay nada peor en sexualidad que ir en contra de uno mismo por dar gusto a otros.

SEXUALIDAD EN LA EDAD ADULTA

Esta etapa se va a ver influenciada por importantes factores que irán variando según las vivencias y elecciones personales. Así durante la juventud, (desde los 20 hasta aproximadamente los 30 años), tiene lugar un importante aprendizaje, experiencias físicas y emocionales, acompañadas de la necesidad de elegir qué estilo de vida se desea, en relación a familia, amigos, trabajo, pareja...Todo esto se refleja en las diferentes expresiones sexuales, en los distintos roles y en las relaciones sexuales físicas. Se supone que conflictos no superados en la adolescencia se han ido solucionando pues de no ser así, es urgente pedir ayuda.

Durante esta etapa y hasta la edad aproximadamente de 40-50 años, se viven circunstancias que afectan a ambos sexos: ciclo menstrual, embarazo, maternidad y paternidad, lactancia materna, condiciones laborales y de ocio. Llega un momento de madurez en el que uno se conoce a sí mismo en todos los aspectos: cuerpo, orientación, gustos, y tipo de relación sexual que se desea practicar.

En estos momentos, en el caso de la mujer tiene lugar otro acontecimiento importante: la retirada de la regla o **menopausia** para dar lugar al **climaterio**. Es frecuente que por el cambio hormonal que se produce, haya una disminución del deseo y del nivel de excitación sexual, pero no hay dos mujeres iguales y por tanto cada cual lo vive de un modo. Depende de creencias propias y de la pareja, así como las costumbres del entorno. Otros factores como el hecho de que ya no existe riesgo de embarazo y que los hijos pueden haberse ido de casa, pueden ayudar a vivir esta etapa como un 2° noviazgo.

En cuanto a los hombres, se habla de **Andropausia** como equivalente de la menopausia. Pasa más desapercibida que ésta, pero sus síntomas derivados de la disminución de andrógenos, lo que se llama **Síndrome de déficit de testosterona,** pueden ser importantes hasta en 82% de los hombres a partir de los 50 años.

Otros factores pueden ser causa igualmente de déficit de testosterona y no solo el envejecimiento, como el estrés, algunos medicamentos, obesidad, consumo de alcohol, o causas de tipo hormonal.

MUJER MENOPAUSIA	HOMBRE ANDROPAUSIA

PERIMENOPAUSIA (período de transición a la menopausia)
 	
• Sofocos: un rubor o calor repentino, a menudo seguidos por el sudor. Esto es causado por cambios hormonales y su efecto en la regulación natural de la temperatura del cuerpo. En algunos casos pueden causar dolor intenso y noches de insomnio en algunas mujeres.
• Cambios de humor
• Puede o no tener regla
 	
MENOPAUSIA
 	
• Sofocos
• Trastornos del sueño
• Animo deprimido y cambios de humor
• Problemas vaginales
  · sequedad vaginal
  · irritación con dolor durante el coito y las exploraciones ginecológicas
  · infecciones vaginales
• Problemas urinarios
  · ardor o dolor al orinar
  · incontinencia de orina
• Pérdida de la memoria
• Cambios en el deseo sexual y la respuesta sexual
• Aumento de peso
• Caída del cabello
• Menstruaciones y sangrado anormal
 	
‾‾‾‾‾
Fuente: https://sintomas.com.es/menopausia
	• Cambios en la actitud y el estado de ánimo
	• Fatiga
	• Pérdida de energía
	• Falta de la libido y el deseo sexual
	• Mengua de la erección
	• Aumento de peso
	• Irritabilidad
	• Depresión
	• Nerviosismo
	• Reducción de fuerza y volumen de la eyaculación
	• Deterioro óseo
	• Sensación de calor al rostro
	• Problemas circulatorios
	• Sudoración
	• Dolor de cabeza
	
	‾‾‾‾‾
	Fuente: Dr. Eduardo Rivas https://www.institutoneurociencias.med.ec/blog/item/15022-andropausia-15-sintomas-hombre-conocer

SEXUALIDAD EN LA SENECTUD

Las personas somos sexuadas hasta el final de nuestros días, y todo lo concerniente a este hecho, sigue desempeñando un valioso papel en la última etapa de nuestra vida, por lo que a pesar de creencias y mitos, es fundamental que se siga tomando consciencia de uno mismo como ser sexuado. En esta etapa pueden aparecer deficiencias funcionales de nuestros órganos sexuales relacionadas con el envejecimiento, enfermedades crónicas como hipertensión arterial, diabetes, enfermedades neurológicas, o psicológicas y cognitivas. También existen numerosos fármacos que contribuyen a estas deficiencias, afectando a la potencia eréctil y del deseo en el hombre y alteraciones en el orgasmo y del deseo en la mujer, por ejemplo. Intervenciones quirúrgicas, etc., etc. A pesar de todo, se puede disfrutar de la sexualidad en muchos aspectos, no solo en la expresión sexual focalizada en los órganos sexuales.

«La sexualidad en el ser humano es bastante más que el coito; y expresiones como abrazos, caricias, besos, forman parte de la relación sexual y son tan satisfactorios como las anteriores»

https://www.saludcastillayleon.es/ciudadanos/es/saludjoven/sexualidad/sexualidad-saludable-responsable

De todas formas la sexualidad en esta última etapa va a depender en gran medida de la actitud en las etapas anteriores, las creencias de que la sexualidad es cosa de jóvenes, o la creencia de que sin objetivo reproductor no hay cabida para las relaciones físicas.

Algo muy importante es que en este periodo, y conforme se envejece, muchas personas que han compartido su sexualidad con la misma pareja, se han quedado solas. Igualmente, el deterior físico, la falta de intimidad, el juicio de las personas del entorno, y en gran parte de los casos, la vergüenza, son impedimentos para llevar una sexualidad placentera en este periodo vital.

Cada vez son más las actividades que se llevan a cabo en relación a informar y formar a las personas mayores sobre sexualidad, las cuales por otra parte, tienen una gran acogida.

«*Martínez recuerda a una pareja que se conoció en la residencia y se enamoró. Ellos mismos decidieron formalizar su relación y compartir habitación. Antes, debían decírselo a sus hijos, pero les daba una vergüenza terrible. Martínez tuvo que interceder. Uno de los comentarios de los hijos fue: «Pero si pueden ser amigos sin compartir habitación». No podían imaginar que, aunque tuvieran una edad muy avanzada, ser pareja implica algo más que compartir el tiempo libre».*

Fuente: https://elpais.com/diario/2008/07/10/sociedad/1215640801_850215.html

En Dinamarca varios geriátricos de Copenhague están contratando prostitutas para llevar a cabo terapia sexual voluntaria para los ancianos residentes, mejorando significativamente su nivel global de salud. Así mimo, se ha reducido la violencia y el consumo de fármacos por estos ancianos. Ha sido denominada «pornoterapia» y colaboran prostitutas con formación específica para ayudar a los ancianos a vestirse y desnudarse, higiene y movilidad. En base a los resultados obtenidos el Ministerio de Salud y Acción Social danés preparó un informe con una serie de sugerencias y consejos para que las personas mayores o lisiadas puedan tener mejores y más satisfactorias relaciones sexuales.

(Fuente: https://www.inforesidencias.com/contenidos/noticias/nacional/algo-curioso-pornoterapia-en-residencias)

EXPRESIONES DE LA SEXUALIDAD
«EL ARTE DE AMAR»

Como ya vimos las expresiones de la sexualidad tiene lugar en todas las etapas de la vida, solo que en cada una pueden ser manifestadas de distintas formas. Todas ellas se convierten en un verdadero arte donde la expresión física se adorna de aspectos emocionales, mentales y espirituales, absolutamente único, y no siempre consciente. Y además en este arte participan mayoritariamente dos personas lo que lo hace más abigarrado a la vez que interesante, aún.

> *«Se entiende por ars amandi* o *amatoria* la expresión o fórmula con la que la cultura greco-latina denominó al conjunto de formas de pensar, sentir, desear o hacer a través de las cuales los sujetos realizan sus *deseos* eróticos y expresan sus atracciones, seducciones y, en definitiva, sus búsquedas y *encuentros como sujetos sexuados».*

Fuente: http://www.sexologiaenincisex.com/conceptos-de-sexologia-y-sexualidad/04-los-grandes-conceptos-el-ars-amandi/

Como se deriva de la definición, poco tiene que ver con la reproducción, de tal manera que reducir el sexo a la *cópula*, es un tanto raquítico, y se queda en la relación sexual puramente animal con fines de reproducción para el mantenimiento de la especie. La relación sexual humana se denomina coito (del latín coitum: encuentro o acoplamiento) y hace referencia al encuentro sexual completo.

Por otro lado el término erótico, derivado de «eros» y traducido actualmente por «amor de pareja», es de una importancia fundamental. El maestro, Efigenio Ameúnza, eminente sexólogo, afirma que *«el sexo es la base, los cimientos del amor.»*

Sin sexo, no habría atracción, y no cabría la necesidad de amar. Dicho de otra manera: si no fuéramos sexuados, careceríamos de la capacidad de dar y recibir amor. No podríamos «enamorarnos» y no tendríamos opción a nuestra vida sentimental como ahora la entendemos.

En 1966, Masters y Johnson realizan el primer y gran estudio sobre relaciones sexuales empírico en seres humanos jamás realizado. A partir de los innumerables datos obtenidos, laboran el llamado esquema **D.E.M.O.R.** de referencia obligada en cualquier escrito sobre sexo. El fenómeno del *coito o encuentro sexual,* vendría dado en distintas fases o segmentos, que constituyen este esquema general.

Estas etapas no tienen un marcado inicio o final, sino más bien ocurren como un proceso continuo y no siempre al mismo ritmo en hombres que en mujeres.

Figura 1

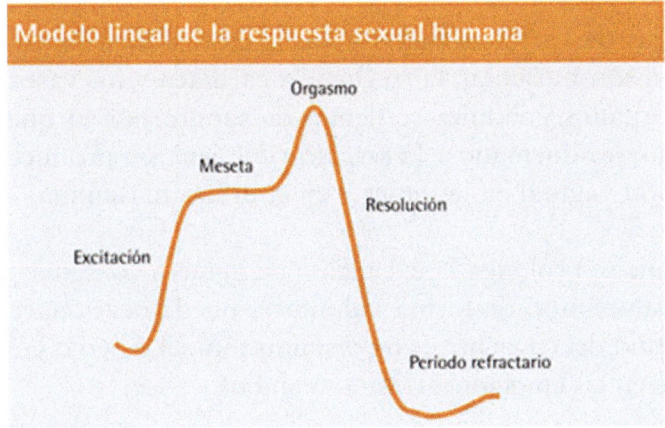

D.E.M.O.R.

Deseo
Excitación
Meseta
Orgasmo
Resolución

Fuente: La respuesta sexual humana. Blanca Gutiérrez Teira. http://amfsemfyc.com/web/article_ver.php?id=158

La respuesta masculina sigue el modelo sexual lineal con las fases de deseo, excitación, meseta, orgasmo y resolución. La respuesta femenina sigue un modelo cíclico en el que hay un feed-back entre aspectos físicos, emocionales y cognitivos.

1. **Deseo:** llamado también **la libido,** es un sentimiento de atracción entre las dos personas. El erotismo sería el fenómeno completo por el que los sexos se sienten atraídos.

   La seducción sería la habilidad de despertar el deseo sexual en otros, formando parte intrínseca de todo el esquema DEMOR y no algo separado previo al encuentro.

2. **Excitación:** sucesión de fenómenos que van apareciendo conforme se realiza el contacto físico con caricias, besos, abrazos. Incluye la masturbación como estimulación de los órganos genitales con el objeto de obtener placer sexual. Generalmente al hablar de masturbación hacemos referencia la estimulación propia, aunque también se admite el uso para la estimulación realizada sobre los genitales de otra persona con los mismos fines placenteros.

   Esta fase puede durar de varios minutos a varias horas. En ella aumenta el nivel de tensión muscular, la frecuencia cardíaca y los vasos sanguíneos de los órganos genitales se llenan de sangre por lo que aumentan de tamaño, produciéndose la *erección* del pene. Se produce también la lubricación vaginal en la mujer y en la uretra masculina.

3. **Meseta:** tiempo en que se prolonga la excitación de manera continua. Acortar o alargar este tiempo de forma voluntaria puede ocasionar un trastorno en el ritmo del encuentro, con disminución del deseo o la excitación y cambios en las emociones de uno o ambos.

4. **Orgasmo:** se trata de una especie de espasmo con intensas contracciones en los músculos de la zona genital, lo que produce el máximo placer o **clímax.** Las características de cada orgasmo son distintas, así como también lo son en el hombre y la mujer.

   En el hombre suele terminar con la eyaculación de semen (también puede haber orgasmo sin eyaculación) y la pérdida de erección del pene.

   En la mujer, el órgano erógeno es el clítoris y su única función parece ser que es esa precisamente: proporcionar placer a la mujer.

Durante el orgasmo, hay contracciones musculares involuntarias, como las esfinterianas o espasmo carpopedal (contractura de manos y pies), aumentan la presión arterial y las frecuencias cardíaca y respiratoria, y se produce una repentina liberación de la tensión nerviosa.

En las mujeres se producen contracciones rítmicas del útero. La tensión de sus músculos aumenta la presión en el pene en caso de que exista penetración, y contribuye al orgasmo de él. Dicha penetración queda a la elección de la pareja. No es absolutamente imprescindible en un encuentro sexual salvo que se persiga el embarazo.

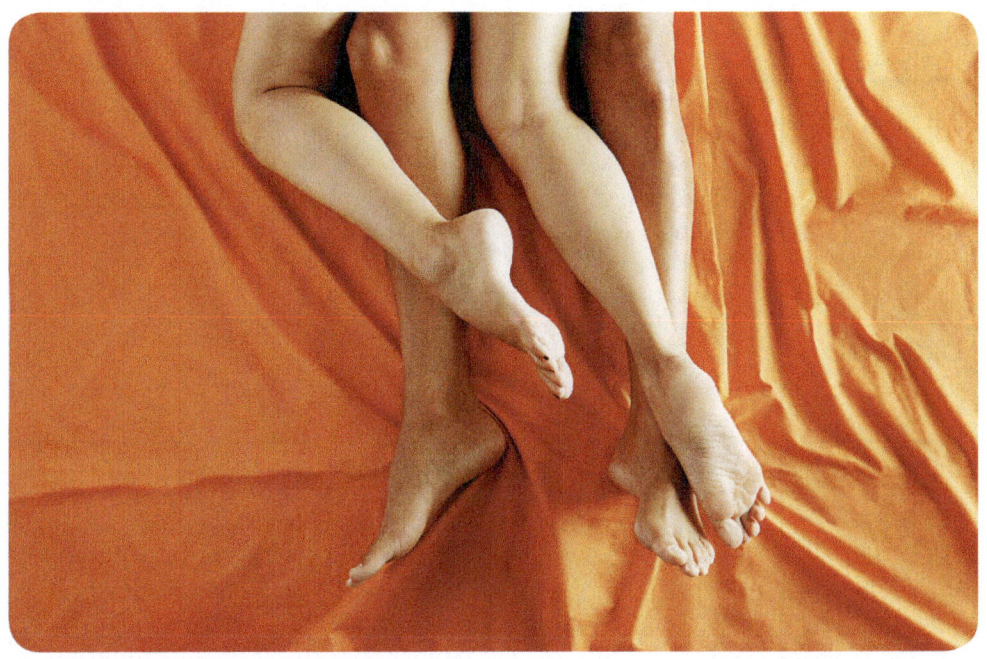

FASES FISIOLÓGICAS DE LA RESPUESTA SEXUAL HUMANA

FASE	ORGANOS GENITALES		EXTRAGENITALES
	HOMBRE	MUJER	AMBOS SEXOS
EXCITACIÓN	• Erección del pene • Aumento del tamaño y elevación de los testículos • Tumescencia del glande, púrpura • Secreción mucoide • Secreción protática y seminal	• Tumescencia de clítoris labios mayores • Lubricación vaginal • Alargamiento de la vagina • Elevación del clítoris • Secreción de las glándulas parauretrales de Skene	• Erección de los pezones • Aumento de la presión arterial. • Aumento de la frecuencia cardiaca • Aumento de la ventilación • Rubor sexual • Aumento de las areolas mamarias • Aumento del tono muscular
ORGASMO	• Contracción de vesículas, próstata y conducto deferente • Contracción de músculo bulbo e isquiocavernosos con salida de líquido seminal • Contracción del esfínter anal	• Contracción uterina • Contracción de la plataforma orgásmica vagina • Contracción del esfínter anal	• Espasmos musculares • Aumento de la taquicardia • Secreción de oxitocina
RESOLUCIÓN	• Involución de la erección • Periodo refractario	• Disminución de la congestión pelviana • Pérdida de la tumescencia de clítoris y labios menores • Puede retornar a la fase orgásmica	• Sudoración • Descenso de la presión arterial • Descenso de la frecuencia cardiaca • Secreción de prolactina

Fuente: La respuesta sexual humana. Blanca Gutiérrez Teira. http://amfsemfyc.com/web/article_ver.php?id=158

5. **Resolución:** el cuerpo vuelve a los niveles normales de frecuencia cardíaca, presión arterial, respiración y contracción muscular, y se experimenta una sensación general de bienestar. Muchas mujeres pueden volver de nuevo a la fase orgásmica con mínimos estímulos y pueden experimentar orgasmos repetidos durante más de una hora. Los hombres tienen **un período refractario** en el que no pueden sentir orgasmos aunque sí pueden mantener una erección parcial o completa.

Se trata de un estado de relajación, bienestar y gozo. Una experiencia intensamente placentera al final del encuentro, si el proceso ha sido acompañado de respeto y cariño.

Dos citas para concluir:

…«La sexualidad es un poder sin refinar, el poder para formar lazos sólidos y una unión íntima con otra persona, con la cual podemos producir y sustentar vida. Tener una pareja y formar una familia, con o sin hijos, representa para nosotros estabilidad como adultos. Encontrar una pareja para la vida también incluye formar una unión con una persona del mismo sexo…

Fuente: «La anatomía del espíritu» Caroline Myss

«Dicho todo esto, sólo me quedaría decir una cosa: Cada vez que una persona sienta que su sexualidad, en lugar de resultarle una experiencia placentera y enriquecedora, se transforma en una situación conflictiva, que le produce confusión, angustia, ansiedad, temor e inclusive dolor físico o aversión, es momento de pararse y pedir ayuda, sea cual sea su edad y su etapa vital, ya sea que se encuentre sola o en pareja».

Fuente: María Rigo. Licenciada en Psicología. Master en Sexualidad.
http://mariarigo.blogspot.com.es/2007/11/maria-rigo-flexas-psicologa-y-sexologa.html

Capítulo 18
SUEÑO

Vivo consciente...

LA FALTA DE SUEÑO SOLO SE CURA ¡DURMIENDO!

- Organiza tu día según tus necesidades de sueño y no al revés.

- Si precisas tus «ya conocidas» horas de sueño, no puedes pasar con menos.

- Si con tus «ya conocidas» horas de sueño te sientes activo y vital, no duermas más.

- Procura mantener un horario de sueño similar todos los días, y si no pudiera ser, recupera sueño y horario cuanto antes.

- La melatonina es la única sustancia «para dormir» que no hace daño.

- Si tu trabajo o tareas diarias no te permiten una buena adaptación a tu ritmo vital, con un desastre de sueño que te vas arrastrado y bostezando por todas partes, pide ayuda.

¡Qué descanses!

Según el diccionario de la Real Academia de la Lengua Española (REA):

Sueño: acto de dormir.

Dormir: estar en aquel reposo que consiste en la inacción o suspensión de los sentidos y de todo movimiento voluntario.

En realidad nadie necesita que le expliquen que es dormir o que es tener sueño. Lo sabemos por experiencia, pues el sueño es un estado normal de todo ser humano.

Nuestros sentidos disminuyen su actividad, desaparecen los movimientos voluntarios y desaparece el estado de alerta, es decir no nos percatamos de lo que sucede a nuestro alrededor. Necesitamos dormir de forma periódica para que nuestro organismo descanse y recuperemos energía. Esto es lo que se conoce como ciclos de vigilia- sueño (estar despiertos – estar dormidos).

Cuando dormimos desconectamos de todo cuanto nos rodea, al menos de una forma consciente. Parece que apagáramos el interruptor de todo nuestro cuerpo. Sin embargo existe una importante actividad durante el sueño. Mientras duermes nuestros órganos, especialmente el cerebro, llevan a cabo una serie de actividades absolutamente necesarias para nuestra salud física y psíquica.

Cuando dormimos pasamos por distintas etapas. Las llamamos **Fases del Sueño**, y son dos, en base a al trazado que aparece en el electroencefalograma (EEG), y la observación de los movimientos involuntarios de los ojos. Son la Fase de sueño lento o no REM (Rapid Eye Movements o movimientos oculares rápidos) y fase de sueño rápido o REM.

FASE «NO REM» O FASE DE SUEÑO LENTO Y REPARADOR

Se caracteriza por la carencia de movimientos oculares rápidos. Cuando cerramos los ojos entramos en la fase 1 característica del sueño ligero y de la somnolencia, comienza la relajación muscular, la respiración se vuelve uniforme y aparece en el EEG una actividad cerebral más lenta que la que existe en vigilia. Así estamos unos minutos. A continuación, se entra en una fase 2 donde las ondas cerebrales se lentifican algo más, siendo aún una fase de sueño ligero donde es fácil despertar al niño dormido. Seguidamente tiene lugar la fase 3-4 de sueño profundo donde las ondas cerebrales son aún muy lentas y se necesitarían estímulos acústicos o táctiles muy fuertes para despertarnos; se produce una disminución en los movimientos corporales, del tono muscular, de la temperatura, de la tensión arterial y del ritmo cardiorrespiratorio. Aumenta la síntesis de proteínas y se incrementa la producción de hormona de crecimiento. La fase 3-4 ocupa más del 50% del trazado EEG y son periodos en los que si despertáramos no recordaríamos nada de lo soñado. En total esta fase «NO REM» suele durar 60-70 minutos y a su final se entra en el periodo siguiente llamado REM

FASE «REM» O FASE DE SUEÑO RÁPIDO

Esta parte del sueño se caracteriza por los movimientos oculares rápidos, la actividad cerebral es similar al estado de vigilia y aumenta la actividad metabólica y de la temperatura corporal. Es un periodo esencial para el desarrollo cerebral y actividad de los genes y reparación de las moléculas. Su duración es en torno a los 20-30 minutos y a su fin se vuelve a entrar en fase 2 para posteriormente pasar a la 3 y 4.

En esta fase se producen los ensueños y si nos despertásemos los recordaríamos con facilidad.

Una noche de sueño típica empieza con la fase 1 seguida de las fases 2, 3 y 4 sucesivamente, entrando (a los 60-70 minutos de comenzar el sueño) en el primer periodo REM y de aquí tras sus 20-30 minutos de duración se vuelve a entrar en la fase 2, 3 y 4.

Estos ciclos secuenciales de sueño lento y rápido, se van repitiendo a lo largo de la noche con una duración aproximada de 90-100 minutos cada ciclo. En una noche se repiten 4-6 ciclos, dependiendo de la edad y de características individuales.

El ciclo vigilia/sueño es regulado principalmente por una hormona llamada **melatonina** e igualmente sincroniza ritmos de secreción de otras hormonas. Esta molécula se produce de forma rítmica hasta la pubertad, y disminuye para luego estabilizarse hasta los 35-40 años. Pero a partir de esta edad irá decreciendo su producción, y a partir de los 65 años pueden ser niveles tan bajos que ya no sean eficaces.

Al llegar la noche aumenta la melatonina e induce somnolencia como fase previa al sueño. Coincide con disminución de temperatura corporal por lo que sentimos frío cuando «nos entra sueño».

Es absolutamente necesario dormir para poder estar despiertos y activos durante el día. El estar activos durante unas horas nos obliga a dormir de nuevo para descansar. Si no durmiéramos una cantidad de horas suficientes para que se den las fases del sueño como hemos explicado, el organismo entraría en un desequilibrio tal, que de no corregirse, podríamos incluso morir. Cuando se priva de sueño, temporal o parcialmente a una persona, es decir no se le deja dormir un día, o no se le permite tener alguna fase concreta de sueño, en el organismo se produce en respuesta un aumento de la fase que se ha anulado, y la necesidad de sueño en los días posteriores a dicha privación, para intentar conservar su equilibrio.

Parece que el sueño NO REM tendría una función relacionada con la reparación de tejidos corporales y conservación y recuperación de energía, mientras que durante el sueño REM predominarían los procesos de reparación cerebral (reorganización neuronal, consolidación y almacenamiento de recuerdos relevantes y eliminación y olvido de los que no lo son). De este modo podríamos explicar que cuando un organismo está aprendiendo algo, aumente durante su sueño la fase REM (p.ej. los niños tienen mucho más REM que adultos y ancianos) y que por otro lado, cuando está sometido a un fuerte desgaste físico aumente la fase NO REM por ejemplo durante la práctica del ejercicio físico.

El sueño también contribuye a la regulación de la temperatura corporal, manteniéndola dentro de los límites en los que el organismo funciona perfectamente en cada una de las actividades que lleva a cabo, procesos metabólicos, hormonales, etc. Sin este importante termostato, el organismo moriría.

La privación de sueño conlleva una disminución del rendimiento intelectual con dificultades para concentrarnos, se altera la memoria y la capacidad de pensar y de aprender. Además disminuyen los reflejos, reaccionando lentamente a los estímulos, lo que puede provocar accidentes de trabajo, de tráfico y domésticos. Aumenta la ansiedad y la irritabilidad, y está comprobado que con tres días sin dormir se pueden sufrir trastornos psicológicos, incluso alucinaciones, ataques epilépticos y otras alteraciones neurológicas.

La falta de sueño prolongada puede contribuir a un aumento de la percepción del dolor, temblores, envejecimiento precoz, agotamiento, trastornos gastrointestinales, cardiovasculares, o aumento de probabilidad de contraer infecciones por afectación del sistema inmunitario, etc.

Si se altera el ritmo vigilia-sueño, pueden aparecer problemas con el metabolismo de la glucosa, y aumento de peso, pues se altera el funcionamiento de las hormonas que lo regula lo que en edades tempranas, puede provocar trastornos del crecimiento o del metabolismo de las grasas, induciendo obesidad.

Necesitamos dormir como mínimo 5 horas al día. El resto de las horas que dormimos, mejoran nuestro bienestar y calidad de vida, y podemos decir que en torno a una media de 8 horas sería una buena dosis de sueño. No obstante no existe una regla fija pues depende de la edad, el desgaste físico o intelectual, y otras características de cada persona. En resumen las horas que necesita dormir una persona son aquellas que le permitan funcionar durante el día sin sentir somnolencia ni agotamiento.

Hay que aclarar que el exceso de sueño puede ser un síntoma de otros trastornos como anemia, depresión, etc…y que, dormir demasiado sin una enfermedad de base, puede producir en sí mismo dolor de cabeza, aumento de inflamación en tejidos y patología autoinmune. A la larga también puede disminuir la calidad de vida.

Como podéis deducir, las alteraciones de la duración del sueño por defecto (insomnio) cómo por exceso (hipersomnia), como la calidad de éste, pueden tener importantes consecuencias a todos los niveles: físicos, psicológicos, sociales, laborales. Por tanto, si poniendo las medidas oportunas por tu parte, no mejora tu sueño, o no te sientes descansado durante el día, es momento de pedir ayuda.

Es importante cambiar los factores que están contribuyendo a perpetuar el problema del sueño.

> Lo que le ocurría a uno de mis pacientes es que su insomnio no le permitía dormir más de 3 horas seguidas. Por el día, se quedaba dormido en cuanto se sentaba, o la actividad física disminuía. Todo había comenzado hacia los 30 años, tras haber estado sometido a un sueño irregular debido a un trabajo con horarios diferentes para cada día, de tal manera que se habían «roto» las fases del sueño. Su organismo había aprendido a subsistir con patrones de sueño muy desestructurados. Se sentía siempre agotado, le costaba concentrarse, y un estado anímico muy decaído. Tuvo un par de accidentes de tráfico, sin consecuencias graves, por fortuna. Le llamó la atención que le orientara a «re-aprender» a dormir. Me dijo: no lo habría contemplado nunca así pero voy a poner de mi parte.

Pues bien, el re-aprendizaje consiste en poner en práctica durante un periodo de tiempo variable para cada persona, pero en torno a unas cuantas semanas, unas pautas organizadas, que permitan restablecer el horario y las fases del sueño. Hay que actuar en tres importantes ámbitos.

Por un lado hay que cambiar hábitos inadecuados que hemos puesto en práctica pero sin resultado, y que incluso pueden haber contribuido a que se mantuviera el trastorno; por otro lado hay que cambiar los pensamientos erróneos que aumentan la preocupación por no conciliar el sueño, y además, reducir la carga emocional que todo esto conlleva para no activarnos y retrasar la conciliación del sueño.

CAMBIA HÁBITOS INADECUADOS

1. Realiza cenas ligeras 2 o 3 horas antes de irte a la cama. Antes de acostarte puedes tomar una fruta. Evita comidas y cenas copiosas (producen digestiones pesadas que interfieren con el sueño). Evita excitantes como

el café, té y las bebidas de cola, en las últimas horas de la tarde y por la noche. Es preferible tomar una infusión de hierbas relajantes como tila, valeriana, pisaflora, etc.

2. Es beneficioso, realizar ejercicio al menos tres horas antes de irse a la cama (mejora el sueño) y no después de cenar (puede dificultar el inicio del sueño). Puedes ducharte o bañarte entre una hora y media y dos horas antes de acostarte, lo que ayuda a relajarse, pero no justo antes de irte a la cama.

3. Realiza alguna actividad relajante media hora antes de irte a dormir, como leer, escuchar música suave, dar un paseo, ejercicios de relajación, etc. Y crea una rutina: ponerte el pijama, cepillarte los dientes, etc… Procura que siempre sea lo mismo y por el mismo orden. Cuanto más repetitivo más eficaz.

4. Horario de sueño regular: acuéstate todos los días a la misma hora para «cronometrar» tu reloj biológico. La habitación debe estar bien ventilada y fresca; la temperatura idónea es entre 18° y 20°. Mejor sin nada de luz.
   Utiliza la cama y el dormitorio solamente para dormir y/o mantener relaciones sexuales. No mires la televisión, no escuches la radio, no comas o leas en la cama, y por supuesto no trabajes en la cama, son actividades que interfieren con el sueño. El objetivo principal es asociar la cama, hora de acostarse y entorno del dormitorio con la sensación de relajación, somnolencia y sueño, en lugar de con la frustración, la actividad y el insomnio.
   No mires el reloj una y otra vez cuando vas a dormir, pues obsesionarse con la hora puede dificultar el inicio del sueño. Si no puedes conciliarlo después de 15-20 minutos de intentarlo relajándote, levántate de la cama, sal del dormitorio, realiza ejercicios de relajación o alguna actividad aburrida, monótona, que no exija concentración ni te divierta y vuelve a acostarte de nuevo, únicamente cuando tengas sueño. Repite esta operación tantas veces como sea necesario a lo largo de la noche.
   Si roncas, evita dormir boca arriba, adoptando la posición de lado (puedes colocar algún objeto en la espalda para no darte la vuelta).

Si tu pareja interrumpe tu sueño (ronquido, movimientos) puede ser conveniente por unos días, dormir en camas separadas o en habitaciones diferentes.

5. Levántate a la misma hora. Mantén la rutina incluso los fines de semana. Aunque al principio te cueste, levántate al sonar el despertador; quedarse un «rato más» en la cama empeora la situación.

6. Siestas: no duermas la siesta. Si no puedes pasar sin ella, que ésta sea corta, de unos 10 a 15 minutos, y una sola al día.

7. Practica algún tipo de ejercicio de relajación durante el día.

8. Dar paseos a la luz del día facilita el aumento de melatonina en la noche y la consiguiente mejoría del sueño.

CAMBIA PENSAMIENTOS - DISMINUYE CARGA EMOCIONAL

Valora las actitudes y creencias que tienes sobre el sueño y el insomnio. La manera como la gente piensa sobre un problema concreto puede tanto aligerarlo como agravarlo. Lo que piensas también afecta a lo que sientes y a lo que haces. Por ejemplo, cuando te preocupas durante el día por lo mal que has dormido la noche anterior, es probable que esto te haga sentir más aprensión hacia la noche siguiente. Una preocupación excesiva por las consecuencias de dormir mal, también puede alimentar tu problema. Las preocupaciones excesivas y el malestar emocional no son precisamente inductores del sueño. Por lo tanto, este componente del tratamiento está pensado para disminuir la carga emocional negativa.

Es cierto que en líneas generales, cuanto más quieres abandonar un pensamiento, parece que con más intensidad se instala en tu mente. Por tanto, no intentes apartarlo sino que, reconócelo y ten preparado otro pensamiento positivo para sustituirlo; una afirmación que te haga sentir mejor, más tranquilo, y además programe tu subconsciente para conseguir lo que deseas, en este caso dormir y descansar. Esta afirmación ha de ser una frase corta, en positivo, sin palabras como insomnio, cansancio, etc. en un presente continuo, y que al decirla o pensarla te sientas bien. Es bueno que la elabores tú mismo, y que la recuerdes a lo largo del día, a menudo, yo te escribo algunas a modo de ejemplo:

«Cada noche concilio el sueño mejor»
«Mi sueño es cada vez más reparador»
«Cada día me levanto con más energía»

Siempre que te venga un pensamiento negativo o preocupante, repite tu «frase mágica»; repítela siempre que te acuerdes, cuantas más veces, mejor se te gravará en tu subconsciente.

Y por último, conforme vas mejorando, ve sintiéndote agradecido por lo que vas consiguiendo. El estado de agradecimiento, lleva implícito un bienestar psicológico y confianza en que todo puede ir cada vez mejor para conseguir la meta.

Si no mejoras, no abandones, pero consulta con tu médico, para descartar problemas orgánicos que impidan mejorar tu sueño.

No tomes medicamentos sin prescripción médica, dado que producen adicción, dependencia y tolerancia en algunos casos, así como otros efectos secundarios no deseados, exactamente igual que otras drogas prohibidas. Cada tratamiento debe ser individualizado, valorando los beneficios del tratamiento, y si éste está realmente indicado. Los fármacos hipnóticos (Benzodiacepinas, Zolpidem, Zaleplon, etc.): suelen prescribirse en casos de insomnio transitorio. Los antidepresivos (Fluoxetina, Trazodona, Mirtazapina, etc.), actúan sobre el estado de ánimo, y los dos últimos además como reguladores del sueño, modificando su estructura. En todo caso, el tiempo de tratamiento es limitado y la retirada ha de hacerse según las indicaciones del médico.

La melatonina es de gran utilidad para restaurar alteraciones del sueño. La melatonina que producimos (endógena), regula el ciclo vigilia/sueño, pero la que tomamos (exógena), influye sobre la calidad del sueño. La asociación Británica de Psicofarmacología para el uso de la melatonina, la considera como primera medida frente al insomnio relacionado con trastornos de origen cronobiótico, lo que indica que, a pesar de no haberse detectado efectos secundarios con esta sustancia, sería bueno que fuera pautada por un profesional una vez estudiado el trastorno.

Y sobre dormir, nada más…..

¡Qué descanses!

AUTORES, LIBROS Y ENLACES MAESTROS. GUÍA PRÁCTICA

1. John Selby: «Siete maestros, un camino».
2. http://www.europeanhydrationinstitute.org/
3. http://www.fundaciondelcorazon.com/nutricion/nutrientes/806-hidratos-de-carbono.html
4. Sociedad Española Nutrición Comunitaria. «Guías Alimentarias para la Población Española».
5. José Antonio Campoy. »La dieta definitiva».
6. Ángeles Carbajal Azcona. https://www.ucm.es/nutricioncarbajal/
7. http://www.ingesa.msssi.gob.es/estadEstudios/documPublica/internet/pdf/guiaTrastornosLipidicos.pdf
8. Combinaciones Excelentes de proteínas alimentarias. RESPYN. Revista Salud Pública Nutrición. Volumen 8 No. 2 abril-junio 2007
9. https://cibertareas.info/habitos-saludables-en-la-nutricion-biologia-1.html
10. https://cibertareas.info/habitos-saludables-en-la-nutricion-biologia-1.html
11. Dirección general de salud Pública y Alimentación. Comunidad de Madrid. «La dieta equilibrada, prudente o saludable».
12. Sociedad Española de dietética y Ciencias de la Alimentación «La rueda de los alimentos. Una herramienta didáctica para alimentarse mejor y más fácilmente».
13. Pirámide de nutrición. Revista Nutrición Hospitalaria. Volumen 33, suplemento 8. (Guías Alimentarias para la Población Española, de diciembre 2016).
14. http://www.who.int/dietphysicalactivity/pa/es/index.html
15. https://www.realfitness.es/calculadoras/aprende-utilizar-tablas-met-calcular-calorias-quemadas/
16. http://www.msssi.gob.es/ciudadanos/proteccionSalud/adolescencia/beneficios.htm
17. Mariana Rovira, coautora del trabajo. «La relajación mejora el rendimiento cerebral».
18. http://navedaclau.blogspot.com.es/
19. http://www.rekarte.com/sofrologia-medica/
20. https://www.psyciencia.com/video-tecnica-de-relajacion-muscular-profunda/
21. Santiago Pazín. Curso de Monitor de Relajación y Desarrollo Personal. CCC
22. http://www.yogaceysi.com/
23. https://www.heartmath.org/
24. Jeanne Ruland. «La presencia de los Maestros».
25. Conny Méndez. «METAFÍSICA 4 en 1». Vol. 1.

26. Wallace D. Wattles. «La ciencia de hacerse rico».

27. Wayne W Dyer. «Tus zonas mágicas»

28. Emmet Fox. «La oración científica»

29. Jerry Hicks. «La ley de la atracción: el secreto que hará realidad todos tus deseos»

30. Bhonda Byrne. El Secreto».

31. Neville Goddard. «La ley de la asunción».

32. Fred Alan Wolf. «La Mente en la Materia».

33. https://www.healthychildren.org/spanish/ages-stages/teen/paginas/stages-of-adolescence.aspx

34. J.J. Casas Rivero, M.J. Ceñal González Fierro. «Desarrollo del adolescente. Aspectos físicos, psicológicos y sociales».

35. https://sintomas.com.es/menopausia

36. https://www.institutoneurociencias.med.ec/blog/item/15022-andropausia-15-sintomas-hombre-conocer

37. https://www.saludcastillayleon.es/ciudadanos/es/saludjoven/sexualidad/sexualidad-saludable-responsable

38. https://elpais.com/diario/2008/07/10/sociedad/1215640801_850215.html

39. https://www.inforesidencias.com/contenidos/noticias/nacional/algo-curioso-pornoterapia-en-residencias

40. http://www.sexologiaenincisex.com/conceptos-de-sexologia-y-sexualidad/04-los-grandes-conceptos-el-ars-amandi/

41. Blanca Gutiérrez Teira. «La respuesta sexual humana».

42. http://amfsemfyc.com/web/article_ver.php?id=158

43. Caroline Myss. «La anatomía del espíritu».

44. http://mariarigo.blogspot.com.es/2007/11/maria-rigo-flexas-psicologa-y-sexologa.html

45. http://www.institutodelsueno.cl/

46. https://www.dormirbien.info/

47. http://asenarco.es/

48. http://www.iimel.es/

......para terminar:

> **Causación:** «*Toda causa tiene su efecto; todo efecto tiene su causa; todo sucede de acuerdo con la ley; la casualidad no es sino un nombre para la ley no reconocida; hay muchos planos de causación, pero nada se escapa a la ley*». 6° ley hermética. El Kybalión. Los tres iniciados.

Según esta ley todo cuanto nos ocurre dentro y fuera de nosotros tiene una o varias causas en distintos planos, y por tanto, cuidar de nuestra salud implica reconocer que estamos formados por varios «cuerpos» y no solo el físico, lo que nos lleva a hablar de una salud integral o salud holística.

Recientemente se ha incorporado el término **Medicina Integrativa** para denominar al conjunto de terapias que pueden ser utilizadas de forma complementaria, en el proceso de ayudar a las personas a recuperarse de una enfermedad: farmacológicas, psicológicas, energéticas, quirúrgicas, fisioterapéuticas, etc. Por mi parte, he querido centrarme en el **poder personal para ganar salud**, y evitar en lo posible la necesidad de recurrir a ellas, pues, al fin y al cabo,

¡YO SOY SALUD!